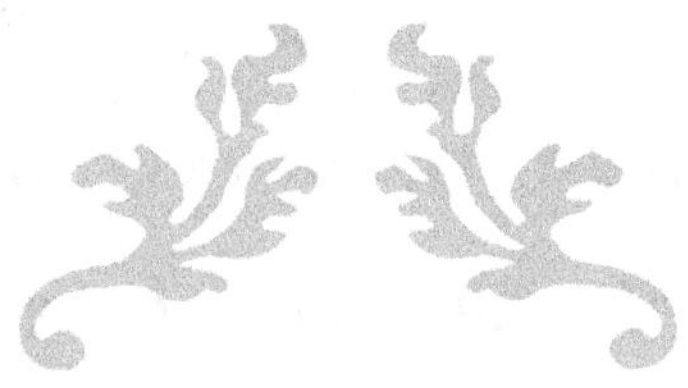

LONGEVIDAD EN LA ESPERANZA

Cómo Abrazar Cada Etapa de la Vida

con Esperanza y Optimismo

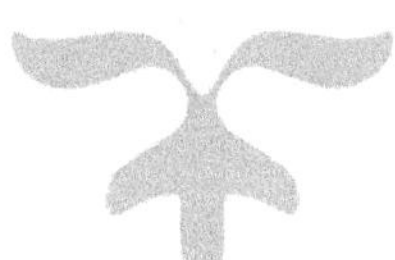

Pedro Agüero Vallejo

Tabla de contenido

Prólogo

En la sociedad actual, la longevidad es vista a menudo como un desafío, una etapa de la vida llena de incertidumbres y cambios. Sin embargo, vivir más años no solo implica acumular días en el calendario; se trata de una oportunidad invaluable para enriquecer nuestras vidas y las de aquellos que nos rodean.

"Longevidad en la esperanza: Cómo Abrazar Cada Etapa de la Vida con Esperanza y Optimismo" surge como una guía para todos aquellos que desean enfrentar el envejecimiento con una perspectiva positiva y proactiva.

A lo largo de mi vida, he tenido el privilegio de conocer a muchas personas que han demostrado que la edad no es una barrera, sino una oportunidad para reinventarse, aprender y crecer, ejemplo de ello ha sido ver a mi suegra, Doña Vicenta Correa, en sus 101 años, dándonos aun lecciones de que el tener viva la esperanza es el motor principal de la longevidad.

Varias personas han sido la inspiración detrás de este libro. A través de sus historias y experiencias, he aprendido que cada etapa de la vida trae consigo sus propias alegrías y desafíos, y que la clave para vivir plenamente radica en la actitud con la que enfrentamos estos cambios.

Este libro no es solo una recopilación de consejos y estrategias; es un llamado a abrazar cada día con esperanza y optimismo. Cada capítulo ha sido diseñado para ofrecer herramientas prácticas y reflexiones profundas sobre cómo vivir con propósito y vitalidad, sin importar la edad. Desde la importancia de mantenernos activos física y mentalmente, hasta la conexión entre la ciencia y la espiritualidad en la búsqueda de una vida longeva, este libro explora los múltiples aspectos que contribuyen a una vida saludable y feliz.

En "Longevidad en la esperanza", descubrirás cómo la alimentación, el ejercicio y una mente positiva pueden transformar tu vida. Conocerás los secretos de las culturas con mayor esperanza de vida y aprenderás cómo aplicar estas lecciones en tu propio contexto.

También podrás explorar cómo transformar la edad en sabiduría y bienestar, y cómo cada etapa de la vida puede ser una fuente de alegría y gratitud.

Te invito a embarcarte en este viaje conmigo, como otros lo han hecho desde nuestro libro anterior: "Por qué retirarte si aún eres útil".

En lo adelante descubriremos cómo puedes vivir cada día con energía, propósito y alegría. Este libro es una celebración de la vida en todas sus etapas, una guía para aquellos que desean hacer de la longevidad una experiencia enriquecedora y llena de esperanza. Juntos, aprendemos a ver el envejecimiento no como el final de un camino, sino como el comienzo de una nueva y emocionante etapa.

Con gratitud y esperanza,

Pedro Agüero Vallejo.

Capítulo 1:
El Arte de Vivir Plenamente Más Allá de los Años

Redefiniendo el Concepto de Envejecimiento

Vivimos en una era en la que la longevidad está dejando de ser una excepción para convertirse en la norma. La medicina moderna, los avances tecnológicos y una mejor comprensión de la salud y el bienestar han contribuido significativamente a prolongar la vida humana. Sin embargo, este aumento en la esperanza de vida trae consigo la necesidad de redefinir lo que significa envejecer. En lugar de ver la vejez como una fase de declive inevitable, es esencial adoptarla como una oportunidad para crecer, aprender y disfrutar de la vida con una nueva perspectiva.

El envejecimiento no debe ser visto como una mera acumulación de años, sino como un proceso natural que puede estar lleno de vitalidad y significado. Se trata de una etapa donde la experiencia y la sabiduría se convierten en aliados poderosos. En esta redefinición, es fundamental aceptar que el cuerpo cambia, pero estos cambios no deben limitar nuestra capacidad para disfrutar y aprovechar la vida al máximo.

El Envejecimiento como Proceso Natural Lleno de Vitalidad y Significado

Una Nueva Perspectiva sobre el Envejecimiento

Tradicionalmente, el envejecimiento ha sido visto como una mera acumulación de años, una fase inevitable del ciclo de vida que se asocia con la pérdida de capacidades físicas y mentales. Sin embargo, esta perspectiva está siendo desafiada por una nueva comprensión que reconoce el envejecimiento como un proceso natural lleno de oportunidades para vivir con vitalidad y significado.

La Vitalidad en la Madurez

La vitalidad en la madurez no solo se refiere a la capacidad física, sino también a la energía y entusiasmo por la vida. Con los avances en la medicina, la nutrición y el conocimiento sobre el bienestar, es posible mantener un alto nivel de salud física y mental durante más tiempo. Mantenerse activo, tanto física como mentalmente, es crucial para esta vitalidad. Ejercicios regulares, una dieta equilibrada y actividades que estimulen la mente contribuyen a una vida activa y saludable.

Además, la vitalidad también se encuentra en la capacidad de adaptarse a los cambios y encontrar alegría en las actividades cotidianas. El envejecimiento no significa una disminución automática de la calidad de vida; al contrario, con una actitud positiva y la voluntad de mantener un estilo de vida saludable, es posible disfrutar de una vida plena y satisfactoria en todas las etapas.

Experiencia y Sabiduría como Aliados Poderosos

La experiencia y la sabiduría acumuladas a lo largo de los años son tesoros invaluables que pueden enriquecer tanto la vida personal como la de quienes nos rodean. A medida que envejecemos, cada vivencia, cada triunfo y cada adversidad contribuyen a una comprensión más profunda de nosotros mismos y del mundo. Esta riqueza de conocimientos y lecciones aprendidas no solo mejora nuestra propia vida, sino que también tiene el potencial de beneficiar a quienes nos rodean.

Con el tiempo, las personas adquieren una mayor capacidad para tomar decisiones informadas. La experiencia proporciona un contexto más amplio y una perspectiva más equilibrada, lo que permite evaluar situaciones con mayor claridad y comprensión. Esta habilidad para tomar decisiones basadas en la sabiduría acumulada puede ser particularmente útil en momentos de crisis o cuando se enfrentan dilemas complejos.

Además, la sabiduría adquirida a lo largo de los años mejora la capacidad para resolver problemas. Con un mayor bagaje de experiencias pasadas, las personas pueden encontrar soluciones creativas y efectivas a los desafíos actuales. Esta capacidad para adaptarse y superar obstáculos es un recurso valioso tanto en la vida personal como en la profesional.

Finalmente, la experiencia y la sabiduría contribuyen a una perspectiva más comprensiva y empática de la vida. A medida que entendemos mejor nuestras propias luchas y éxitos, también desarrollamos una mayor empatía hacia los demás.

Esta comprensión profunda nos permite apoyar y guiar a otros, compartiendo nuestras lecciones aprendidas y ofreciendo un consejo basado en la experiencia vivida. En resumen, la sabiduría acumulada a lo largo de los años es un recurso inestimable que enriquece la vida y fortalece nuestras relaciones, proporcionando un legado duradero de conocimiento y comprensión.

El envejecimiento proporciona una oportunidad para reflexionar sobre las experiencias pasadas y aprender de ellas.

Esta reflexión puede llevar a una mayor autocomprensión y a una sensación de paz y satisfacción con la vida. Compartir esta sabiduría con las generaciones más jóvenes también puede ser una fuente de gran satisfacción y propósito, ayudando a guiar y apoyar a los demás en sus propios caminos.

Significado y Propósito en la Vida

Encontrar significado y propósito es esencial para una vida plena en cualquier etapa, pero se vuelve especialmente relevante en la madurez. A medida que las personas envejecen, los roles y responsabilidades que alguna vez definieron su identidad, como el trabajo o la crianza de los hijos, pueden cambiar o desaparecer. Esta transición puede dejar un vacío que debe llenarse con nuevas fuentes de propósito.

El propósito puede encontrarse en una variedad de actividades y experiencias, como dedicarse a hobbies que siempre se quisieron explorar, participar en actividades de voluntariado que permitan devolver algo a la comunidad, o fortalecer relaciones personales y familiares que aporten sentido y conexión.

La clave está en mantener un sentido de propósito que motive y dé dirección a la vida diaria. Este sentido de propósito no solo mejora la salud mental y emocional, sino que también puede tener efectos positivos en la salud física. Estudios han demostrado que tener un propósito está asociado con una mayor longevidad y una mejor calidad de vida. Además, el propósito proporciona una razón para levantarse cada mañana y enfrentar los desafíos con una actitud positiva y proactiva. En resumen, encontrar y mantener un propósito en la madurez es fundamental para vivir una vida rica, satisfactoria y significativa, llenando cada día con motivación y dirección.

Tener un propósito puede mejorar significativamente la salud mental y emocional, proporcionando una razón poderosa para levantarse cada mañana y enfrentar los desafíos con una actitud positiva. Cuando las personas tienen un sentido claro de propósito, experimentan una mayor motivación y entusiasmo por la vida.

Este sentido de propósito actúa como un ancla emocional, ofreciendo estabilidad y dirección, incluso en tiempos de incertidumbre o cambio. En la madurez, tener un propósito es especialmente valioso, ya que puede ayudar a combatir sentimientos de soledad, depresión y desorientación que a menudo acompañan a la transición hacia nuevas etapas de la vida.

El sentido de propósito no es estático; puede y debe evolucionar con el tiempo.

A medida que las circunstancias personales cambian, ya sea por jubilación, cambios en la salud o nuevas oportunidades, el propósito también puede adaptarse para reflejar estos cambios. Esta adaptabilidad es crucial, ya que permite a las personas encontrar nuevo significado y satisfacción en actividades diferentes a medida que avanzan en la vida.

Por ejemplo, lo que una vez fue una carrera profesional puede transformarse en un compromiso con el voluntariado, el aprendizaje continuo o el fortalecimiento de las relaciones familiares y comunitarias.

En última instancia, la capacidad de ajustar y redefinir el propósito personal en respuesta a nuevas circunstancias es esencial para mantener una vida plena y equilibrada, asegurando que cada etapa de la vida esté llena de significado y dirección.

La esperanza es el motor principal de la longevidad.

Como les dije antes en la introducción. He tenido el privilegio de conocer a muchas personas que han demostrado que la edad no es una barrera, sino una oportunidad para reinventarse, aprender y crecer. Un ejemplo inspirador de esto es mi suegra, Doña Vicenta Correa. A sus 101 años, Doña Vicenta sigue siendo una fuente inagotable de sabiduría y vitalidad. Su vida es un testimonio vivo de que mantener viva la esperanza es el motor principal de la longevidad.

Doña Vicenta no solo ha alcanzado una edad avanzada, sino que lo ha hecho con una gracia y una energía que son realmente admirables. Cada día, nos enseña la importancia de mantenerse curioso y de seguir aprendiendo. Su capacidad para adaptarse a los cambios, enfrentar desafíos con una sonrisa y encontrar alegría en las pequeñas cosas de la vida es verdaderamente inspiradora.

El Ejemplo Inspirador de Doña Vicenta y Doña Caridad

A través de sus historias y experiencias, Doña Vicenta nos recuerda que la esperanza y una actitud positiva son esenciales para vivir plenamente, sin importar la edad. Su vida es una prueba tangible de que, con el espíritu correcto, podemos continuar creciendo y encontrando propósito en cada etapa de la vida. Su ejemplo me ha motivado a ver el envejecimiento no como un declive, sino como una oportunidad para seguir enriqueciendo nuestras vidas y las de quienes nos rodean.

Doña Vicenta ha demostrado que la longevidad no se trata solo de la cantidad de años vividos, sino de la calidad de vida y la capacidad de adaptarse y encontrar alegría en cada momento. Su actitud resiliente y su capacidad para ver lo positivo en cada situación son cualidades que todos podemos aprender y aplicar en nuestra propia vida. La gratitud, la curiosidad y el deseo de seguir aprendiendo son aspectos que han mantenido su mente y espíritu jóvenes.

También nuestra madre, Doña Caridad Vallejo, que a sus 97 años da muestra y ejemplo digno del título de este libro. Doña Caridad ha vivido una vida llena de desafíos y alegrías, siempre con una perspectiva de gratitud y un corazón abierto. Su dedicación a la familia y a la comunidad cristiana, es un testimonio de cómo el propósito y las relaciones significativas pueden enriquecer nuestra vida en cualquier etapa.

Doña Caridad ha enseñado a su familia la importancia de mantener una vida dedicada a Dios, llevando una vida en comunión con el Señor a través de sus continuas oraciones de intersección por su prójimo, dedicando gran parte de su vida a la comunidad franciscana de la iglesia católica con su participación activa en la comunidad, cosa que aun en sus 97 años sigue dando ejemplo para que todos de cómo vivir el cristianismo, aferrados a la esperanza y a las promesas de Dios para los que le creen.

Sus contribuciones a las actividades comunitarias y su disposición para ayudar a los demás han creado un legado de generosidad y conexión social que continúa inspirando a las generaciones más jóvenes. La forma en que valora cada momento y celebra los logros, grandes y pequeños, es un recordatorio constante de que la vida debe ser vivida con plenitud y agradecimiento.

Ambas, Doña Vicenta y Doña Caridad, nos muestran que la longevidad no es solo un destino, sino un viaje lleno de oportunidades para el crecimiento personal, la conexión y la contribución. Ellas han integrado en su vida principios clave de la longevidad saludable y feliz: mantener una mente activa, cuidar del cuerpo, cultivar relaciones significativas y encontrar propósito y satisfacción en cada día.

Sus vidas nos enseñan que podemos abrazar cada etapa con esperanza y optimismo, aprovechando al máximo nuestras capacidades y continuando a ser una fuente de inspiración y apoyo para los demás. Al seguir sus ejemplos, podemos aprender a ver el envejecimiento no como un declive inevitable, sino como una serie de oportunidades para seguir enriqueciendo nuestras vidas y las de quienes nos rodean.

En conclusión, Doña Vicenta y Doña Caridad son ejemplos vivos de cómo la esperanza, la positividad y una vida llena de propósito pueden llevar a una longevidad saludable y feliz. Sus historias nos motivan a adoptar una actitud de gratitud y a buscar siempre el crecimiento y la conexión, recordándonos que cada etapa de la vida tiene su propia belleza y valor.

Encontrando Propósito y Significado en la Madurez

Uno de los elementos clave para vivir plenamente más allá de los años es encontrar un propósito claro y significativo. A menudo, las personas se sienten perdidas al retirarse de sus carreras profesionales o cuando los hijos se independizan. Sin embargo, estos cambios pueden ser una invitación para explorar nuevos intereses y pasiones.

Uno de los elementos clave para vivir plenamente más allá de los años es encontrar un propósito claro y significativo. En la madurez, muchas personas experimentan cambios significativos, como la jubilación o el hecho de que los hijos se independicen, lo cual puede dejarles sintiéndose perdidas, o sin rumbo.

Sin embargo, estos cambios también presentan una oportunidad única para explorar nuevos intereses y pasiones que quizás nunca se hayan tenido el tiempo o la oportunidad de perseguir antes.

Retirarse de una carrera profesional no significa el fin de la productividad o la relevancia; al contrario, puede ser el comienzo de una nueva fase llena de posibilidades.

Algunas personas encuentran propósito en actividades que antes eran meros pasatiempos, como la jardinería, la pintura o la escritura. Otros se involucran en el voluntariado, descubriendo una profunda satisfacción al ayudar a otros y contribuir a la comunidad.

Además, este período puede ser un momento ideal para aprender nuevas habilidades, viajar o incluso comenzar una nueva carrera. El mundo está lleno de oportunidades para aquellos dispuestos a buscarlas. Lo importante es mantenerse abierto y curioso, dispuesto a probar cosas nuevas y a aceptar el cambio como una parte natural de la vida.

Encontrar un propósito claro y significativo en la madurez no solo proporciona dirección y motivación diaria, sino que también mejora la salud mental y emocional. Este sentido de propósito puede revitalizar la vida, proporcionando una sensación de cumplimiento y satisfacción que enriquece cada día.

Al ver la jubilación y otros grandes cambios como una invitación a crecer y explorar, se puede vivir plenamente y con un sentido renovado de vitalidad y significado.

Tener un propósito puede mejorar significativamente la calidad de vida y la salud mental. Este propósito puede encontrarse en diversas actividades: desde el voluntariado, pasando por el aprendizaje de nuevas habilidades, hasta dedicarse a hobbies y pasatiempos que siempre se quisieron explorar, pero nunca se tuvo el tiempo. La clave está en mantenerse activo y comprometido con la vida.

La Importancia de Mantenerse Activo Mental y Físicamente

La importancia de mantenerse activo mental y físicamente en la tercera edad no puede ser subestimada. El bienestar físico y mental son pilares fundamentales para vivir plenamente en esta etapa de la vida.

La actividad física regular es esencial para mantener la movilidad, la fuerza y la salud cardiovascular, lo que a su vez reduce el riesgo de enfermedades crónicas como la diabetes, la hipertensión y las enfermedades cardíacas.

No se trata únicamente de realizar ejercicios vigorosos; incluso actividades moderadas como caminar, nadar o practicar yoga pueden tener un impacto positivo significativo en la salud general. Estas actividades ayudan a mejorar la flexibilidad, el equilibrio y la resistencia, permitiendo a las personas mayores llevar una vida más independiente y activa.

Además, mantenerse activo físicamente tiene beneficios importantes para la salud mental.

La actividad física regular libera endorfinas, que son químicos cerebrales que mejoran el estado de ánimo y reducen el estrés y la ansiedad. Participar en ejercicios también puede mejorar el sueño y aumentar la energía, contribuyendo a una mejor calidad de vida.

Paralelamente, la actividad mental es igualmente crucial. Leer, resolver acertijos, aprender nuevas habilidades o participar en actividades sociales estimula el cerebro, mantiene la mente ágil y puede retrasar el deterioro cognitivo.

En conjunto, mantenerse activo tanto mental como físicamente es una estrategia integral para asegurar una vida saludable, feliz y significativa en la tercera edad.

La mente también necesita mantenerse activa. Leer, resolver acertijos, aprender un nuevo idioma o instrumento musical, y participar en actividades sociales son excelentes maneras de mantener la agudeza mental. La neuroplasticidad, la capacidad del cerebro para adaptarse y cambiar, continúa a lo largo de toda la vida, lo que significa que nunca es tarde para desarrollar nuevas habilidades y conocimientos.

Construyendo y Manteniendo Relaciones Significativas

Las relaciones personales juegan un papel crucial en la calidad de vida y en el bienestar emocional. Mantener vínculos estrechos con amigos y familiares, así como establecer nuevas conexiones, puede proporcionar un apoyo emocional invaluable.

Participar en comunidades, ya sean religiosas, de voluntariado, o clubs de interés, puede ayudar a combatir la soledad y fomentar un sentido de pertenencia.

El arte de vivir plenamente más allá de los años también implica aprender a adaptarse y ser resiliente ante los cambios y desafíos que inevitablemente se presentarán. La pérdida de seres queridos, problemas de salud y otros obstáculos pueden ser duros, pero con una red de apoyo sólida y un enfoque positivo, es posible superarlos y encontrar alegría en la vida cotidiana.

Sin embargo, la capacidad de adaptarse a estas circunstancias y mantener una actitud resiliente es crucial para vivir una vida plena. La resiliencia no solo se trata de enfrentar los problemas, sino también de recuperarse de ellos y encontrar formas de seguir adelante con una perspectiva positiva.

Tener una red de apoyo sólida, compuesta por familiares, amigos y profesionales de la salud, es fundamental para manejar estos desafíos. Esta red proporciona un sentido de comunidad y pertenencia, ofreciendo apoyo emocional y práctico en tiempos difíciles. Además, cultivar una mentalidad positiva, centrada en la gratitud y la apreciación de las pequeñas alegrías diarias, puede transformar la manera en que se enfrentan las adversidades.

Practicar el autocuidado, mantenerse activo y mantener conexiones sociales son estrategias que pueden ayudar a encontrar alegría y propósito a pesar de los desafíos. En última instancia, adaptarse y ser resiliente permite no solo sobrevivir, sino también prosperar y disfrutar de la vida en todas sus etapas, demostrando que el envejecimiento puede ser una fase rica en experiencias y crecimiento personal.

En conclusión, vivir plenamente más allá de los años es un arte que combina la aceptación de los cambios con la voluntad de seguir creciendo y aprendiendo. Redefinir el concepto de envejecimiento, encontrar propósito y significado, mantenerse activo mental y físicamente, y cultivar relaciones significativas son componentes esenciales de esta nueva visión de la longevidad. Este capítulo es solo el comienzo de un viaje hacia una vida más plena, donde cada día puede ser una oportunidad para experimentar y disfrutar todo lo que la vida tiene para ofrecer.

Redefiniendo el Concepto de Envejecimiento

El envejecimiento tradicionalmente ha sido percibido como una fase de declive inevitable, caracterizada por la pérdida de habilidades físicas y mentales. Sin embargo, este concepto está evolucionando hacia una visión más positiva y holística. Redefinir el envejecimiento implica reconocerlo como un proceso natural que, lejos de ser solo una acumulación de años, puede ser una etapa llena de vitalidad, crecimiento personal y nuevas oportunidades.

Enfoque en la Vitalidad

Enfoque en la vitalidad es un concepto fundamental en la redefinición del envejecimiento. La ciencia moderna y los avances en la medicina han demostrado que es posible mantener un alto nivel de vitalidad y salud en la tercera edad.

Estos avances nos han permitido entender mejor cómo el cuerpo envejece y qué podemos hacer para mantenerlo en óptimas condiciones. La actividad física regular es esencial en este sentido, ayudando a preservar la movilidad, la fuerza muscular y la salud cardiovascular.

Incluso actividades moderadas como caminar, nadar o practicar yoga pueden tener un impacto significativo en la salud general y el bienestar.

Además del ejercicio, una dieta equilibrada rica en nutrientes es crucial para mantener la vitalidad. Consumir alimentos frescos, como frutas, verduras, proteínas magras y grasas saludables, proporciona los nutrientes necesarios para mantener el cuerpo funcionando correctamente. La hidratación adecuada también es vital para todos los procesos corporales, desde la digestión hasta la circulación sanguínea.

Los avances médicos, como los tratamientos y terapias innovadoras, han permitido a muchas personas mayores vivir con menos dolor y más independencia. Las intervenciones médicas pueden gestionar y prevenir enfermedades crónicas, lo que contribuye a una mejor calidad de vida. Paralelamente, los chequeos regulares y el cuidado preventivo permiten detectar y tratar problemas de salud antes de que se vuelvan graves.

Mantener una mente activa es igualmente importante para la vitalidad. Participar en actividades que estimulen el cerebro, como la lectura, los juegos de mesa, el aprendizaje de nuevas habilidades o idiomas, y las actividades sociales, ayuda a mantener la función cognitiva y a prevenir el deterioro mental.

La conexión social y el apoyo emocional son también esenciales para el bienestar general, proporcionando un sentido de pertenencia y propósito.

Actividades físicas regulares, una dieta equilibrada y un estilo de vida activo pueden contribuir significativamente a una vida longeva y saludable. Mantenerse físicamente activo ayuda a conservar la movilidad, la fuerza y la salud cardiovascular, reduciendo el riesgo de enfermedades crónicas. Incluso actividades moderadas como caminar, nadar o practicar yoga pueden tener beneficios profundos.

Salud Mental y Aprendizaje Continuo

Salud mental y aprendizaje continuo son componentes cruciales en la redefinición del envejecimiento. Mantener la mente activa no solo mejora el bienestar emocional, sino que también puede retrasar el deterioro cognitivo asociado con la edad.

La lectura, la resolución de acertijos, el aprendizaje de nuevas habilidades o idiomas y la participación en actividades sociales son estrategias efectivas para mantener el cerebro en forma. Estas actividades estimulan diferentes áreas del cerebro, promoviendo la formación de nuevas conexiones neuronales y fortaleciendo las existentes.

La neuroplasticidad, la capacidad del cerebro para adaptarse y cambiar, persiste durante toda la vida. Esta capacidad permite que las personas continúen creciendo y desarrollándose intelectualmente a lo largo de sus años dorados.

Participar en actividades intelectualmente desafiantes puede ayudar a mantener la agudeza mental y a prevenir enfermedades neurodegenerativas como el Alzheimer. Además, el aprendizaje continuo y la interacción social contribuyen significativamente a una mayor satisfacción y sentido de propósito en la vida.

Mantenerse mentalmente activo también mejora la salud emocional. Participar en actividades sociales y de aprendizaje proporciona una sensación de logro y autoestima, reduciendo el riesgo de depresión y ansiedad. Las conexiones sociales son vitales, ya que el apoyo emocional de amigos y familiares puede proporcionar un sentido de pertenencia y comunidad.

La combinación de salud mental y aprendizaje continuo no solo enriquece la vida diaria, sino que también crea una base sólida para una vida longeva y plena. En resumen, un enfoque en la salud mental y el aprendizaje continuo es esencial para redefinir el envejecimiento, promoviendo un envejecimiento saludable, activo y gratificante.

La Experiencia como Recurso Valioso

La experiencia como recurso valioso es un concepto fundamental al redefinir el envejecimiento. A lo largo de los años, las personas acumulan una vasta cantidad de experiencias y sabiduría que deben ser valoradas y aprovechadas. Las personas mayores poseen una perspectiva más amplia y una comprensión más profunda de la vida, lo que les permite tomar decisiones más informadas y resolver problemas de manera efectiva.

Esta sabiduría acumulada no solo beneficia a quienes la poseen, sino que también puede ser una fuente invaluable de orientación y apoyo para las generaciones más jóvenes.

Las lecciones aprendidas a lo largo de una vida pueden ofrecer una visión única y soluciones innovadoras a desafíos actuales. La capacidad de aplicar esta sabiduría a nuevas situaciones es un recurso poderoso en la toma de decisiones, tanto en la vida personal como en contextos profesionales.

Las personas mayores pueden identificar patrones y prever consecuencias con mayor precisión, gracias a su extensa experiencia.

Compartir esta sabiduría con las generaciones más jóvenes crea un legado de conocimiento y comprensión.

A través de la mentoría, la enseñanza y el consejo, las personas mayores pueden guiar a los jóvenes, ayudándoles a navegar sus propios caminos con más seguridad y perspectiva. Este intercambio intergeneracional fortalece la comunidad y fomenta un sentido de continuidad y respeto mutuo.

Propósito y Conexión Social

Propósito y conexión social son componentes esenciales de un envejecimiento positivo. Encontrar propósito en la vida proporciona una razón para levantarse cada mañana con entusiasmo y energía. Este propósito puede derivarse de diversas fuentes, como el voluntariado, donde uno puede devolver a la comunidad y sentir que está haciendo una diferencia significativa.

Participar en hobbies y actividades comunitarias también puede ofrecer un profundo sentido de satisfacción y logro, mientras que las relaciones familiares fortalecen el sentido de conexión y amor.

El voluntariado no solo beneficia a quienes reciben ayuda, sino que también enriquece la vida de los voluntarios, brindándoles un sentido de propósito y una oportunidad para interactuar con otros. Hobbies como la jardinería, la pintura, o cualquier actividad creativa, permiten a las personas expresar su identidad y pasión, proporcionando una fuente continua de satisfacción y alegría.

Mantener una red de apoyo sólida y activa es igualmente crucial. Las conexiones sociales significativas proporcionan apoyo emocional, reducen la sensación de soledad y aumentan el bienestar general.

Interactuar regularmente con amigos y familiares, unirse a clubes o grupos de interés, y participar en eventos comunitarios ayuda a construir y mantener estas conexiones. Una red de apoyo activa no solo proporciona consuelo en momentos difíciles, sino que también celebra los éxitos y las alegrías de la vida, creando un sentido de pertenencia y comunidad.

En resumen, encontrar propósito y mantener conexiones sociales significativas son fundamentales para un envejecimiento positivo. Estas componentes no solo mejoran la salud mental y emocional, sino que también enriquecen la vida diaria, proporcionando una estructura y un sentido de pertenencia que son esenciales para vivir plenamente en todas las etapas de la vida.

La combinación de un propósito claro y una red de apoyo sólida crea una base para una vida rica y satisfactoria, demostrando que el envejecimiento puede ser una etapa vibrante y significativa.

Adaptabilidad y Resiliencia

El envejecimiento requiere adaptabilidad y resiliencia ante los cambios y desafíos inevitables. La capacidad de adaptarse a nuevas circunstancias es crucial para mantener una vida plena y satisfactoria.

A medida que envejecemos, enfrentamos una variedad de cambios, desde la jubilación y la pérdida de seres queridos hasta posibles problemas de salud. La resiliencia, o la capacidad de superar adversidades y recuperarse de ellas, es fundamental para enfrentar estos desafíos.

Adaptarse a nuevas circunstancias implica estar abierto a cambios y buscar nuevas formas de disfrutar la vida. Por ejemplo, alguien que ya no puede participar en actividades físicas intensas podría encontrar placer en actividades más moderadas, como el yoga o la jardinería.

La capacidad de encontrar alegría en las pequeñas cosas, como una conversación con un amigo, un paseo por el parque o un nuevo hobby, puede marcar una gran diferencia en el bienestar diario.

La resiliencia se fortalece con una actitud positiva. Enfocarse en lo que se puede hacer en lugar de en las limitaciones ayuda a mantener una perspectiva optimista.

Además, el apoyo de la comunidad, ya sea a través de amigos, familiares o grupos sociales, proporciona un sentido de pertenencia y seguridad, esenciales para la resiliencia.

La práctica del autocuidado también es vital; cuidar de la salud física y mental a través de una dieta equilibrada, ejercicio regular y actividades que promuevan el bienestar emocional refuerza la capacidad de enfrentar y superar los desafíos.

Encontrando Propósito y Significado en la Madurez

Encontrar propósito y significado en la madurez es esencial para vivir una vida plena y satisfactoria en la tercera edad. A medida que las personas envejecen, los roles y responsabilidades que alguna vez definieron su identidad, como el trabajo o la crianza de los hijos, pueden cambiar o desaparecer.

Esta transición puede dejar un vacío que debe llenarse con nuevas fuentes de propósito y significado. Sin embargo, lejos de ser una etapa de pérdida, la madurez ofrece una oportunidad única para redescubrir y redefinir el propósito personal.

Redescubriendo Intereses y Pasiones

La jubilación y otros cambios en la vida pueden liberar tiempo y energía para explorar intereses y pasiones que quizás fueron postergados durante años.

Muchas personas encuentran un renovado sentido de propósito al dedicarse a hobbies como la jardinería, la pintura, la escritura o la música. Estas actividades no solo proporcionan satisfacción personal, sino que también pueden ser una fuente de creatividad y expresión personal.

El Voluntariado y la Contribución Comunitaria

El voluntariado es otra fuente significativa de propósito en la madurez. Participar en actividades de voluntariado permite a las personas devolver a la comunidad y sentir que están haciendo una diferencia positiva.

Ya sea ayudando en un comedor comunitario, enseñando a niños, o colaborando con organizaciones sin fines de lucro, el voluntariado ofrece una manera poderosa de conectarse con los demás y encontrar significado en el servicio.

Fortaleciendo Relaciones Personales

Fortalecer las relaciones personales es crucial para encontrar propósito y significado en la madurez. Mantener y fortalecer las conexiones con la familia y los amigos no solo proporciona un sentido de pertenencia y apoyo emocional, sino que también contribuye a una mayor longevidad.

La interacción social regular ayuda a combatir la soledad y el aislamiento, problemas comunes en la tercera edad que pueden afectar negativamente la salud mental y física. La presencia de una red de apoyo sólida brinda seguridad y consuelo, mejorando la calidad de vida y el bienestar general.

Las relaciones familiares, en particular, pueden ofrecer un profundo sentido de continuidad y legado. Participar activamente en la vida de hijos, nietos y otros familiares crea vínculos significativos y refuerza el sentido de propósito. Compartir historias, tradiciones y experiencias ayuda a mantener vivas las conexiones intergeneracionales y a transmitir valores importantes.

Además, muchas personas mayores encuentran gran satisfacción en asumir roles de mentoría. Compartir su sabiduría y experiencia con las generaciones más jóvenes no solo beneficia a los mentores, sino que también proporciona una guía valiosa a los más jóvenes. Este intercambio puede ser formal, como a través de programas de mentoría, o informal, en el contexto de la vida diaria. Actuar como mentor ofrece a las personas mayores un sentido de relevancia y contribución, reforzando su autoestima y propósito.

Aprendizaje Continuo

El aprendizaje continuo es una forma efectiva de mantener el propósito y el significado en la vida, especialmente en la madurez. Tomar clases, asistir a talleres, aprender nuevas habilidades o incluso comenzar una nueva carrera puede proporcionar un sentido de logro y progreso que enriquece la vida diaria.

La neuroplasticidad del cerebro, que es su capacidad para adaptarse y cambiar, permite que las personas sigan creciendo y desarrollándose intelectualmente sin importar su edad. Esta capacidad del cerebro de formar nuevas conexiones neuronales significa que nunca es demasiado tarde para aprender algo nuevo.

Participar en el aprendizaje continuo no solo mantiene la mente activa y aguda, sino que también proporciona oportunidades para socializar y conectar con otros que comparten intereses similares.

Esto puede llevar a la formación de nuevas amistades y redes de apoyo, ampliando el círculo social y reduciendo el riesgo de aislamiento. Además, aprender algo nuevo puede ser un gran estímulo para la autoestima, proporcionando una sensación de competencia y confianza.

El aprendizaje continuo también puede abrir nuevas avenidas de interés y pasión. Ya sea que se trate de aprender a tocar un instrumento, estudiar un nuevo idioma, explorar una disciplina académica o adquirir habilidades prácticas como la cocina o la carpintería, estas actividades enriquecen la vida y ofrecen un propósito renovado.

Algunas personas incluso encuentran satisfacción al iniciar una nueva carrera o emprender un negocio, aprovechando la experiencia y conocimientos acumulados a lo largo de los años.

Reflexión y Crecimiento Personal

La madurez también es un momento para la reflexión y el crecimiento personal. Muchas personas encuentran propósito al reflexionar sobre sus vidas, valorar sus experiencias y aprender de ellas. Este proceso de autoevaluación puede llevar a una mayor autocomprensión y a la identificación de nuevas metas y aspiraciones.

La Importancia de Mantenerse Activo Mental y Físicamente

La importancia de mantenerse activo mental y físicamente es fundamental para una vida plena y saludable, especialmente en la tercera edad. La actividad física regular y la estimulación mental no solo mejoran la calidad de vida, sino que también contribuyen significativamente a la longevidad y al bienestar general.

La actividad física es esencial para mantener la movilidad, la fuerza y la salud cardiovascular. Ejercicios como caminar, nadar, practicar yoga o realizar ejercicios de resistencia ayudan a mantener el cuerpo en buena forma y a prevenir enfermedades crónicas como la diabetes, la hipertensión y las enfermedades cardíacas.

Además, el ejercicio físico mejora el equilibrio y la coordinación, reduciendo el riesgo de caídas y lesiones. También libera endorfinas, sustancias químicas del cerebro que mejoran el estado de ánimo y reducen el estrés y la ansiedad, promoviendo una sensación general de bienestar y mejorando el sueño.

La estimulación mental es igualmente crucial. Mantener la mente activa a través de actividades como la lectura, la resolución de acertijos, el aprendizaje de nuevas habilidades o idiomas, y la participación en actividades sociales puede retrasar el deterioro cognitivo y mejorar la salud mental. La neuroplasticidad, la capacidad del cerebro para adaptarse y formar nuevas conexiones, persiste durante toda la vida, permitiendo que las personas sigan creciendo intelectualmente.

El bienestar físico y mental están intrínsecamente relacionados. Mantenerse activo en ambos aspectos puede crear un ciclo positivo en el que la salud física mejora la salud mental y viceversa.

Mantenerse activo mental y físicamente es esencial para una vida plena y saludable en la tercera edad, mejorando la calidad de vida, prolongando la longevidad y promoviendo el bienestar general. Al integrar el ejercicio y las actividades mentales en la rutina diaria, las personas mayores pueden disfrutar de una vida más vibrante y significativa, demostrando que la edad no es una barrera para la salud y el bienestar.

Beneficios de la Actividad Física

La actividad física es esencial para mantener la movilidad, la fuerza y la salud cardiovascular. Ejercicios regulares, como caminar, nadar, practicar yoga o realizar ejercicios de resistencia, ayudan a mantener el cuerpo en buena forma y a prevenir enfermedades crónicas como la diabetes, la hipertensión y las enfermedades cardíacas.

Además, el ejercicio físico mejora el equilibrio y la coordinación, reduciendo el riesgo de caídas y lesiones.

El ejercicio también tiene beneficios mentales. La actividad física libera endorfinas, que son sustancias químicas del cerebro que mejoran el estado de ánimo y reducen el estrés y la ansiedad. Mantenerse físicamente activo puede mejorar el sueño, aumentar la energía y promover una sensación general de bienestar.

Importancia de la Estimulación Mental

La estimulación mental es igualmente crucial para una vida plena y saludable, especialmente en la tercera edad. Mantener la mente activa a través de actividades como la lectura, la resolución de acertijos, el aprendizaje de nuevas habilidades o idiomas y la participación en actividades sociales puede retrasar el deterioro cognitivo y mejorar la salud mental.

Estas actividades no solo desafían al cerebro, sino que también lo mantienen en constante funcionamiento, promoviendo la agilidad mental y la capacidad de adaptarse a nuevas situaciones.

La neuroplasticidad, la capacidad del cerebro para adaptarse y formar nuevas conexiones, persiste durante toda la vida. Esto significa que, sin importar la edad, el cerebro puede seguir desarrollándose y fortaleciendo sus capacidades.

Actividades como aprender un nuevo idioma o tocar un instrumento musical pueden estimular partes del cerebro que no se usan regularmente, fomentando así un desarrollo intelectual continuo.

Participar en actividades sociales también juega un papel vital en la estimulación mental. Interactuar con otros, compartir ideas y experiencias, y mantener conversaciones significativas no solo enriquecen la vida social, sino que también mantienen el cerebro activo. Estas interacciones sociales pueden reducir el riesgo de aislamiento y depresión, mejorando la salud mental y emocional.

Además, la estimulación mental proporciona un sentido de propósito y logro. Al enfrentar y superar nuevos desafíos intelectuales, las personas experimentan una sensación de competencia y confianza en sus habilidades. Este sentido de logro es fundamental para mantener una actitud positiva y proactiva hacia la vida.

Estas actividades no solo desafían al cerebro, sino que también lo mantienen en constante funcionamiento, promoviendo la agilidad mental y la capacidad de adaptarse a nuevas situaciones.

La neuroplasticidad, la capacidad del cerebro para adaptarse y formar nuevas conexiones, persiste durante toda la vida. Esto significa que, sin importar la edad, el cerebro puede seguir desarrollándose y fortaleciendo sus capacidades. Actividades como aprender un nuevo idioma o tocar un instrumento musical pueden estimular partes del cerebro que no se usan regularmente, fomentando así un desarrollo intelectual continuo.

Participar en actividades sociales también juega un papel vital en la estimulación mental. Interactuar con otros, compartir ideas y experiencias, y mantener conversaciones significativas no solo enriquecen la vida social, sino que también mantienen el cerebro activo. Estas interacciones sociales pueden reducir el riesgo de aislamiento y depresión, mejorando la salud mental y emocional.

Además, la estimulación mental proporciona un sentido de propósito y logro. Al enfrentar y superar nuevos desafíos intelectuales, las personas experimentan una sensación de competencia y confianza en sus habilidades.

Este sentido de logro es fundamental para mantener una actitud positiva y proactiva hacia la vida.

El aprendizaje continuo y la estimulación mental no solo mantienen la mente aguda, sino que también pueden ofrecer un sentido de propósito y logro. Participar en actividades intelectuales y creativas puede proporcionar una fuente constante de satisfacción personal y contribuir a una mayor autoestima.

Sinergia entre Cuerpo y Mente

La sinergia entre cuerpo y mente es un concepto fundamental en la promoción de una vida plena y saludable, especialmente en la tercera edad. El bienestar físico y mental están intrínsecamente relacionados, y mantenerse activo en ambos aspectos puede crear un ciclo positivo que beneficia la salud general.

Por ejemplo, la actividad física regular no solo mejora la condición física, sino que también tiene un impacto significativo en la salud mental. El ejercicio aumenta la circulación sanguínea al cerebro, lo que mejora la función cognitiva y puede reducir el riesgo de enfermedades neurodegenerativas como el Alzheimer.

Además, el ejercicio libera endorfinas, sustancias químicas que mejoran el estado de ánimo y reducen el estrés y la ansiedad.

Por otro lado, una mente activa puede motivar a las personas a mantenerse físicamente activas. Participar en actividades intelectualmente estimulantes, como la lectura, la resolución de acertijos y el aprendizaje de nuevas habilidades, mantiene el cerebro en forma y promueve la neuroplasticidad.

Cuando las personas sienten que su mente está activa y comprometida, a menudo experimentan una mayor motivación para participar en actividades físicas, creando un ciclo de beneficios mutuos.

Este ciclo positivo entre cuerpo y mente también puede mejorar la calidad del sueño, aumentar los niveles de energía y fomentar una mayor sensación de bienestar general.

Las personas que se sienten bien física y mentalmente son más propensas a mantener hábitos saludables y a participar en actividades sociales, lo que a su vez fortalece tanto su salud mental como física.

Capítulo 2: Claves para una Vida Larga y Llena de Propósito

Identificando Tus Pasiones y Hobbies

Una de las claves más importantes para una vida larga y llena de propósito es identificar y dedicarse a pasiones y hobbies. Las actividades que nos apasionan nos brindan una fuente constante de satisfacción y alegría.

Ya sea la jardinería, la pintura, la música, la escritura o cualquier otra actividad que despierte nuestro interés, dedicarse a estas pasiones nos permite disfrutar de nuestro tiempo y mantenernos mental y emocionalmente comprometidos.

Estos hobbies no solo proporcionan placer, sino que también pueden ser una vía para el aprendizaje continuo y la conexión social, ambos vitales para un envejecimiento saludable. Dedicarse a lo que amamos hace que cada día sea más significativo y nos da una razón para mantenernos activos y entusiastas.

La Conexión entre Propósito y Bienestar

Tener un propósito claro en la vida está directamente relacionado con el bienestar general. Diversos estudios han demostrado que las personas que tienen un sentido de propósito tienen mejor salud mental y física, viven más tiempo y tienen una mejor calidad de vida. El propósito nos da una razón para levantarnos cada mañana y enfrentar los desafíos del día con una actitud positiva. Puede derivarse de muchas fuentes, como el voluntariado, el trabajo, las relaciones personales o el cuidado de otros.

Sentir que estamos contribuyendo a algo mayor que nosotros mismos puede proporcionar un profundo sentido de satisfacción y realización. Este sentido de propósito no solo nos motiva, sino que también nos protege contra la depresión y la ansiedad, contribuyendo a una vida más plena y equilibrada.

Estableciendo y Alcanzando Nuevas Metas

Otra clave para una vida larga y llena de propósito es establecer y alcanzar nuevas metas. Las metas nos proporcionan dirección y nos motivan a seguir adelante. Estas metas pueden ser grandes o pequeñas, a corto o largo plazo.

Lo importante es que sean significativas para nosotros y nos impulsen a crecer y desarrollarnos. Establecer metas también nos permite celebrar nuestros logros, lo que puede mejorar nuestra autoestima y confianza.

Además, trabajar hacia metas puede mantenernos activos y comprometidos, lo cual es esencial para el bienestar mental y físico.

Las metas nos dan un enfoque y nos mantienen en movimiento, fomentando una vida activa y satisfactoria.

Ejemplos Inspiradores de Personas Mayores con Propósito

Finalmente, mirar ejemplos inspiradores de personas mayores que han encontrado y mantenido un sentido de propósito puede ser extremadamente motivador. Hay muchas historias de individuos que, a pesar de su edad avanzada, continúan contribuyendo de manera significativa a sus comunidades y persiguen sus pasiones con vigor y entusiasmo.

Estas historias pueden servir como recordatorios poderosos de que la edad no es una barrera para vivir una vida plena y significativa. Aprender de sus experiencias y aplicar sus estrategias a nuestra propia vida puede ayudarnos a encontrar nuestro propio camino hacia una vida larga y llena de propósito.

Ver cómo otros han superado desafíos y encontrado nuevas formas de realizarse nos inspira a hacer lo mismo y a vivir cada día con propósito y alegría.

Ya sea la jardinería, la pintura, la música, la escritura o cualquier otra actividad que despierte nuestro interés, dedicarse a estas pasiones nos permite disfrutar de nuestro tiempo y mantenernos mental y emocionalmente comprometidos. Estos hobbies no solo proporcionan placer, sino que también pueden ser una vía para el aprendizaje continuo y la conexión social, ambos vitales para un envejecimiento saludable.

La Conexión entre Propósito y Bienestar

Tener un propósito claro en la vida está directamente relacionado con el bienestar general. Diversos estudios han demostrado que las personas que tienen un sentido de propósito tienen mejor salud mental y física, viven más tiempo y tienen una mejor calidad de vida.

El propósito nos da una razón para levantarnos cada mañana y enfrentar los desafíos del día con una actitud positiva. Tener un propósito en la vida no solo nos motiva, sino que también nos proporciona una dirección y un sentido de significado que enriquece nuestra existencia.

Este propósito puede derivarse de muchas fuentes, como el voluntariado, el trabajo, las relaciones personales o el cuidado de otros. Cada una de estas actividades nos permite sentir que estamos contribuyendo a algo mayor que nosotros mismos, lo cual puede proporcionar un profundo sentido de satisfacción y realización.

El voluntariado, por ejemplo, nos permite ayudar a quienes lo necesitan y tener un impacto positivo en nuestra comunidad, lo que puede ser enormemente gratificante.

En el trabajo, encontrar significado en nuestras tareas diarias y en cómo contribuyen al bienestar de otros puede transformar nuestra perspectiva y aumentar nuestra satisfacción laboral. Las relaciones personales también son una fuente rica de propósito; cuidar y apoyar a nuestros seres queridos nos da una razón para esforzarnos y mejorar cada día.

Sentir que nuestras acciones tienen un propósito más allá de nuestras necesidades inmediatas nos llena de un sentido de propósito que mejora nuestra salud mental y emocional. Nos ayuda a enfrentar los desafíos con resiliencia, ya que sabemos que nuestras vidas tienen un impacto significativo en los demás.

Este sentido de realización y satisfacción personal es esencial para una vida plena y equilibrada, brindándonos la motivación y la energía necesarias para seguir adelante, incluso en tiempos difíciles. En resumen, tener un propósito claro y significativo es fundamental para vivir con plenitud y alegría, dándonos la fuerza y la dirección necesarias para enfrentar cada día con entusiasmo y optimismo.

Estableciendo y Alcanzando Nuevas Metas

Otra clave para una vida larga y llena de propósito es establecer y alcanzar nuevas metas. Las metas nos proporcionan dirección y nos motivan a seguir adelante. Estas metas pueden ser grandes o pequeñas, a corto o largo plazo.

Lo importante es que sean significativas para nosotros y nos impulsen a crecer y desarrollarnos. Establecer metas también nos permite celebrar nuestros logros, lo que puede mejorar nuestra autoestima y confianza. Además, trabajar hacia metas puede mantenernos activos y comprometidos, lo cual es esencial para el bienestar mental y físico.

Ejemplos Inspiradores de Personas Mayores con Propósito

Finalmente, mirar ejemplos inspiradores de personas mayores que han encontrado y mantenido un sentido de propósito puede ser extremadamente motivador.

Hay muchas historias de individuos que, a pesar de su edad avanzada, continúan contribuyendo de manera significativa a sus comunidades y persiguen sus pasiones con vigor y entusiasmo.

Estas historias pueden servir como recordatorios poderosos de que la edad no es una barrera para vivir una vida plena y significativa. Aprender de sus experiencias y aplicar sus estrategias a nuestra propia vida puede ayudarnos a encontrar nuestro propio camino hacia una vida larga y llena de propósito.

La conexión entre propósito y bienestar

La conexión entre propósito y bienestar es profunda y multifacética. Tener un propósito claro en la vida está directamente relacionado con el bienestar general, ya que proporciona dirección, motivación y significado. Diversos estudios han demostrado que las personas que tienen un sentido de propósito tienden a tener mejor salud mental y física, viven más tiempo y disfrutan de una mejor calidad de vida.

Este sentido de propósito actúa como un ancla emocional, ofreciendo estabilidad y enfoque, incluso en tiempos de incertidumbre o cambio.

Cuando las personas sienten que su vida tiene un propósito, experimentan una mayor satisfacción personal y emocional. Este propósito puede derivarse de muchas fuentes, como el voluntariado, donde uno puede contribuir positivamente a la comunidad, el trabajo que ofrece retos y recompensas, las relaciones personales que brindan amor y apoyo, o el cuidado de otros que fortalece los vínculos y la responsabilidad. Sentir que estamos contribuyendo a algo mayor que nosotros mismos no solo aumenta nuestra autoestima, sino que también nos da una razón poderosa para levantarnos cada mañana y enfrentar los desafíos del día con una actitud positiva.

Además, tener un propósito en la vida promueve hábitos saludables y una mentalidad resiliente. Las personas con un propósito claro son más propensas a cuidar su salud física, a participar en actividades que fomenten el bienestar mental y a mantener relaciones sociales sólidas.

Este propósito también proporciona una fuente constante de motivación, ayudándonos a superar los obstáculos y a encontrar soluciones creativas a los problemas.

Estableciendo y alcanzando nuevas metas

Establecer y alcanzar nuevas metas es esencial para mantener un sentido de propósito y dirección en la vida, especialmente en la madurez.

Las metas proporcionan un marco para medir el progreso y nos motivan a seguir adelante, ofreciendo un sentido de logro y satisfacción personal.

Estas metas pueden ser grandes o pequeñas, a corto o largo plazo, pero lo importante es que sean significativas para nosotros y nos impulsen a crecer y desarrollarnos.

Establecer metas nos da una hoja de ruta, ayudándonos a enfocar nuestras energías y recursos en actividades que realmente importan. Este enfoque puede ser particularmente valioso a medida que envejecemos, ya que nos permite seguir desafiándonos a nosotros mismos y encontrar nuevas formas de realización personal.

Alcanzar estas metas, ya sean relacionadas con la salud, el aprendizaje, los hobbies o las relaciones personales, proporciona una sensación de competencia y confianza que mejora nuestra autoestima.

Trabajar hacia metas también nos mantiene activos y comprometidos, lo cual es esencial para el bienestar mental y físico. El proceso de establecer y alcanzar metas nos obliga a planificar, tomar decisiones y adaptarnos a nuevos desafíos, manteniendo nuestra mente aguda y flexible.

Además, celebrar nuestros logros, sin importar cuán pequeños sean, nos brinda momentos de alegría y satisfacción que pueden enriquecer nuestra vida diaria.

Alcanzar nuevas metas también nos permite reflexionar sobre nuestro crecimiento y desarrollo personal, reforzando nuestro sentido de propósito. Este ciclo de establecimiento y logro de metas fomenta una mentalidad positiva y proactiva, ayudándonos a enfrentar los desafíos con resiliencia y optimismo.

En resumen, establecer y alcanzar nuevas metas es una práctica vital para mantenernos motivados, activos y satisfechos en todas las etapas de la vida, proporcionando una estructura y un sentido de logro que enriquecen nuestra existencia diaria.

Ejemplos Inspiradores de Personas Longevas y con Propósito

Harriette Thompson

Harriette Thompson, una sobreviviente de cáncer y ex pianista de conciertos, comenzó a correr maratones a los 76 años. A los 92 años, completó el Maratón de Rock 'n' Roll de San Diego, convirtiéndose en la mujer de mayor edad en hacerlo. Thompson no solo corrió para mantenerse activa, sino que también recaudó fondos para la investigación del cáncer, demostrando que el propósito y la determinación pueden llevar a logros extraordinarios a cualquier edad.

Fauja Singh

Fauja Singh, conocido como el "Tornado con Turbante", es un maratonista británico de origen indio que comenzó a correr a los 89 años. A los 100 años, completó el Maratón de Toronto, convirtiéndose en la persona de mayor edad en terminar una carrera de esa distancia. Singh atribuye su longevidad y vitalidad a una dieta vegetariana, el ejercicio regular y una actitud positiva. Su historia inspira a muchos a desafiar los límites de la edad y mantenerse activos.

Estas historias inspiradoras nos enseñan que, con determinación, pasión y un sentido claro de propósito, podemos superar obstáculos y alcanzar logros extraordinarios. Ya sea a través del deporte, la educación, el trabajo comunitario o la perseverancia personal, estas personas nos muestran que la edad no es una barrera para vivir con propósito y vitalidad.

Capítulo 3:
Cómo Mantener la Vitalidad y la Alegría en la Madurez

Estrategias para Mantener la Energía Física

Mantener la vitalidad en la madurez requiere un enfoque integral hacia la salud física. La actividad física regular es fundamental para preservar la movilidad, la fuerza y la resistencia, factores clave para llevar una vida activa e independiente.

Ejercicios como caminar, nadar, practicar yoga y realizar entrenamientos de fuerza no solo mejoran la salud cardiovascular, sino que también ayudan a mantener la masa muscular y la densidad ósea. Estos beneficios son cruciales para reducir el riesgo de caídas y fracturas, que son más comunes en la tercera edad.

Además, la actividad física regular puede aumentar los niveles de energía y reducir la fatiga, permitiendo a las personas mayores disfrutar de una vida más dinámica. El ejercicio también libera endorfinas, sustancias químicas en el cerebro que mejoran el estado de ánimo y reducen el estrés, contribuyendo así a una mejor salud mental. Mantenerse físicamente activo puede mejorar el sueño, lo que es esencial para la recuperación y el bienestar general.

Incorporar una variedad de actividades físicas en la rutina diaria no solo previene el aburrimiento, sino que también asegura que se trabajen diferentes grupos musculares y capacidades físicas.

Desde actividades aeróbicas que mejoran la resistencia cardiovascular hasta ejercicios de resistencia que fortalecen los músculos, cada tipo de ejercicio aporta beneficios únicos. Participar en clases grupales o en actividades comunitarias puede proporcionar un sentido de camaradería y motivación adicional, lo que facilita la adherencia a un régimen de ejercicio.

Manteniendo una Mente Activa y Curiosa

La vitalidad mental es igualmente crucial para una vida plena en la madurez. Mantener una mente activa y curiosa a través de la lectura, la resolución de acertijos, el aprendizaje de nuevas habilidades o idiomas, y la participación en actividades culturales y sociales puede retrasar el deterioro cognitivo y mejorar el bienestar emocional.

La neuroplasticidad del cerebro permite que, a cualquier edad, podamos seguir aprendiendo y adaptándonos, lo cual es vital para mantener la agudeza mental y la creatividad.

Mantener una mente activa y curiosa es crucial para una vida plena en la madurez. La vitalidad mental, al igual que la física, es fundamental para un envejecimiento saludable y satisfactorio. Mantener la mente en constante actividad y curiosidad a través de diversas actividades intelectuales y sociales puede retrasar el deterioro cognitivo y mejorar el bienestar emocional.

La lectura, por ejemplo, es una excelente forma de mantener la mente activa. Leer libros, artículos o revistas estimula el cerebro, mejora la concentración y enriquece el vocabulario y el conocimiento.

La resolución de acertijos y juegos mentales como el sudoku, los crucigramas y los juegos de mesa también son muy beneficiosos. Estas actividades desafían al cerebro, mejorando las habilidades de resolución de problemas y manteniendo la agilidad mental.

El aprendizaje de nuevas habilidades o idiomas es otra manera efectiva de mantener la mente joven. Estudiar un nuevo idioma, aprender a tocar un instrumento musical o inscribirse en cursos sobre temas de interés no solo expande nuestros horizontes, sino que también fortalece las conexiones neuronales, gracias a la neuroplasticidad del cerebro.

La participación en actividades culturales y sociales es igualmente importante.

Asistir a eventos culturales como conciertos, obras de teatro, exposiciones de arte y charlas puede ser estimulante y enriquecedor. Además, involucrarse en actividades sociales y comunitarias proporciona oportunidades para interactuar con otras personas, compartir ideas y experiencias, y mantener una vida social activa.

Estas interacciones no solo fomentan la agudeza mental, sino que también mejoran el estado de ánimo y previenen la soledad y el aislamiento, que pueden afectar negativamente la salud mental.

La neuroplasticidad del cerebro, la capacidad de adaptarse y formar nuevas conexiones a lo largo de la vida, permite que podamos seguir aprendiendo y desarrollándonos intelectualmente a cualquier edad. Esta capacidad es vital para mantener la agudeza mental y la creatividad.

Al mantener una mente activa y curiosa, no solo se preserva la función cognitiva, sino que también se enriquece la vida cotidiana, proporcionando una fuente continua de satisfacción y realización personal.

Prácticas Diarias para Fomentar la Alegría

La alegría en la madurez puede cultivarse a través de prácticas diarias que fomenten el bienestar emocional y mantengan una perspectiva positiva de la vida. La gratitud es una de las herramientas más poderosas para aumentar la felicidad. Mantener un diario de gratitud, en el que se anotan cosas por las que se está agradecido cada día, puede cambiar significativamente la perspectiva de la vida.

Esta práctica ayuda a enfocar la mente en los aspectos positivos de la vida, reduciendo el estrés y mejorando el estado de ánimo. Reconocer y apreciar las pequeñas cosas cotidianas, como una conversación con un amigo, un hermoso atardecer o una taza de té caliente, puede generar un profundo sentido de bienestar y satisfacción.

Dedicar tiempo a hobbies y actividades que se disfrutan es otra forma efectiva de fomentar la alegría. Actividades como la jardinería, la música, la pintura, la cocina o cualquier otra pasión personal proporcionan una fuente constante de alegría y satisfacción.

Estas actividades no solo permiten la expresión creativa y la relajación, sino que también ofrecen un sentido de logro y propósito.

Participar regularmente en estas actividades puede proporcionar momentos de felicidad y contribuir a una vida equilibrada y plena.

El autocuidado también juega un papel crucial en fomentar la alegría. Practicar la meditación, realizar ejercicios de respiración profunda y asegurarse de dormir lo suficiente son esenciales para mantener el bienestar emocional. El autocuidado incluye también cuidar del cuerpo a través de una alimentación saludable y la actividad física, lo cual tiene un impacto directo en el estado de ánimo y la energía.

Las relaciones sociales son otra fuente importante de alegría. Mantener conexiones significativas con amigos y familiares, y participar en actividades sociales, como clubes o grupos comunitarios, puede enriquecer la vida emocional y proporcionar un sentido de pertenencia y apoyo. Las interacciones sociales positivas no solo mejoran el estado de ánimo, sino que también fortalecen el bienestar mental y emocional.

En última instancia, cultivar la alegría en la madurez requiere prácticas diarias que fomenten el bienestar emocional, como la gratitud, la dedicación a hobbies y actividades disfrutables, el autocuidado y el mantenimiento de relaciones sociales significativas. Estas prácticas no solo aumentan la felicidad y la satisfacción personal, sino que también contribuyen a una vida plena, equilibrada y llena de propósito.

Superando los Desafíos Emocionales de la Edad

Superar los desafíos emocionales de la edad es una parte crucial de mantener la salud y el bienestar en la madurez. La madurez trae consigo una serie de desafíos emocionales, como la pérdida de seres queridos, cambios en la salud y ajustes en las circunstancias de vida, que pueden afectar profundamente el bienestar emocional.

Superar estos desafíos requiere resiliencia y una red de apoyo sólida. La resiliencia es la capacidad de adaptarse y recuperarse de las adversidades, y se puede cultivar a lo largo del tiempo a través de diversas estrategias y prácticas.

Hablar con amigos y familiares es una forma efectiva de manejar el duelo, la ansiedad y la depresión. Compartir pensamientos y sentimientos con seres queridos no solo proporciona consuelo y comprensión, sino que también fortalece las relaciones y el sentido de conexión. Unirse a grupos de apoyo puede ser igualmente beneficioso.

Estos grupos ofrecen un espacio seguro para compartir experiencias y recibir apoyo de personas que están atravesando situaciones similares.

La ayuda profesional, como la terapia o el asesoramiento, también puede ser fundamental para abordar problemas emocionales profundos y desarrollar estrategias de afrontamiento efectivas.

Practicar el autocuidado es esencial para mantener la salud emocional. Dormir bien, comer saludablemente y encontrar tiempo para la relajación y el disfrute personal son componentes cruciales del autocuidado. El sueño adecuado ayuda a regular el estado de ánimo y mejora la capacidad de manejar el estrés.

Una dieta equilibrada proporciona los nutrientes necesarios para el funcionamiento óptimo del cuerpo y la mente. Además, actividades como la meditación, el yoga y la práctica del mindfulness pueden ayudar a reducir el estrés y promover la relajación.

Encontrar tiempo para el disfrute personal también es importante. Dedicar tiempo a hobbies y actividades que se disfrutan no solo proporciona una distracción positiva, sino que también puede ser una fuente constante de alegría y satisfacción.

Mantener una vida social activa, participar en actividades comunitarias y establecer nuevas amistades pueden enriquecer la vida emocional y proporcionar un sentido de pertenencia y propósito.

Importancia de la Conexión Social

La importancia de la conexión social es fundamental para mantener la vitalidad y la alegría en la madurez. Las conexiones sociales son esenciales, ya que la interacción regular con amigos, familiares y la comunidad proporciona un sentido de pertenencia y apoyo emocional. Estas relaciones son vitales para el bienestar emocional y mental, ofreciendo consuelo en momentos difíciles y compartiendo alegrías en tiempos de celebración.

Participar en actividades grupales, clubes o voluntariado no solo enriquece la vida social, sino que también ofrece oportunidades para aprender nuevas cosas y contribuir positivamente a la comunidad. Estas actividades permiten a las personas mantenerse activas, comprometidas y mentalmente estimuladas.

Además, el voluntariado y la participación comunitaria pueden proporcionar un profundo sentido de propósito, lo cual es esencial para una vida plena y significativa. Contribuir a algo más grande que uno mismo refuerza nuestra esperanza y motivación para seguir viviendo con entusiasmo y energía.

Las interacciones sociales ayudan a combatir la soledad y el aislamiento, que son factores de riesgo importantes para la depresión y otros problemas de salud mental.

La soledad puede tener efectos negativos profundos en la salud física y emocional, pero mantener conexiones sociales activas puede mitigar estos riesgos. Estar rodeado de una red de apoyo sólida puede mejorar significativamente la calidad de vida, proporcionando una sensación de seguridad y pertenencia.

Además, las conexiones sociales pueden mejorar la longevidad. Estudios han demostrado que las personas con redes sociales fuertes tienden a vivir más tiempo y tienen una mejor salud general. La compañía y el apoyo emocional proporcionados por amigos y familiares pueden reducir los niveles de estrés, mejorar el sistema inmunológico y fomentar hábitos de vida más saludables.

En sentido general, mantener la vitalidad y la alegría en la madurez implica un enfoque equilibrado que abarca la salud física, mental y emocional. A través de la actividad física regular, la estimulación mental continua, la práctica de la gratitud y el autocuidado, y el fortalecimiento de las conexiones sociales, es posible disfrutar de una vida plena y vibrante en cualquier etapa de la vida.

Al adoptar estas estrategias, las personas pueden no solo prolongar su longevidad, sino también vivir cada día con energía, entusiasmo y alegría, demostrando que la madurez puede ser una etapa de vitalidad y satisfacción.

Cómo mantener una mente activa y curiosa en la tercera edad

Mantener una mente activa y curiosa en la tercera edad, es esencial para promover la salud cognitiva y emocional. Esta tarea se puede lograr a través de una variedad de actividades intelectuales, sociales y culturales que estimulen el cerebro y mantengan la curiosidad viva. La lectura es una de las formas más efectivas de mantener la mente activa.

Leer libros, artículos y revistas no solo mejora el conocimiento y la comprensión del mundo, sino que también estimula la imaginación y el pensamiento crítico. Participar en clubes de lectura puede añadir un componente social, permitiendo discutir ideas y perspectivas con otros.

La resolución de acertijos y juegos mentales, como los crucigramas, el sudoku y los rompecabezas, también es altamente beneficiosa. Estas actividades desafían el cerebro, mejoran la memoria y las habilidades de resolución de problemas, y pueden ser una fuente constante de entretenimiento y satisfacción.

El aprendizaje de nuevas habilidades o idiomas es otra manera poderosa de mantener la mente joven. Inscribirse en clases, talleres o cursos en línea sobre temas de interés personal no solo expande el conocimiento, sino que también mantiene el cerebro en constante actividad.

La participación en actividades culturales y sociales es igualmente importante. Asistir a conciertos, obras de teatro, exposiciones de arte y charlas puede ser muy estimulante y enriquecedor.

Además, involucrarse en actividades sociales y comunitarias, como voluntariados, clubes o grupos de interés, proporciona oportunidades para interactuar con otros, compartir experiencias y aprender juntos. Estas interacciones sociales son vitales para prevenir el aislamiento y la soledad, que pueden tener efectos negativos en la salud mental.

La práctica de la meditación también puede contribuir a una mente activa y curiosa. Estas técnicas promueven la atención plena y la relajación, reduciendo el estrés y mejorando la concentración y la claridad mental. Incorporar estas prácticas en la rutina diaria puede proporcionar un equilibrio saludable entre la estimulación mental y el bienestar emocional.

Mantener una mente activa y curiosa en la tercera edad requiere un enfoque multifacético que incluya la lectura, la resolución de acertijos, el aprendizaje de nuevas habilidades, la participación en actividades culturales y sociales, y la práctica de la meditación.

Estas estrategias no solo promueven la salud cognitiva, sino que también enriquecen la vida cotidiana, proporcionando una fuente constante de satisfacción y realización personal.

Por qué y cómo fomentar la alegría en aras de tener una mejor esperanza de vida

Fomentar la alegría es esencial para una mejor esperanza de vida prolongada. La felicidad y el bienestar emocional tienen un impacto significativo en la salud física y mental. La alegría reduce el estrés, fortalece el sistema inmunológico y mejora la calidad del sueño, todo lo cual contribuye a una vida más larga y saludable.

Las personas felices tienden a adoptar hábitos más saludables, como una dieta equilibrada y ejercicio regular, y son menos propensas a hábitos perjudiciales como fumar o el consumo excesivo de alcohol.

Para fomentar la alegría y, por ende, mejorar la esperanza de vida, es importante practicar la gratitud. Mantener un diario de gratitud, donde se anoten las cosas por las que se está agradecido cada día, puede cambiar la perspectiva de la vida y aumentar la felicidad. Este enfoque en los aspectos positivos de la vida reduce el estrés y promueve una actitud más optimista.

Dedicar tiempo a hobbies y actividades que se disfrutan es otra forma efectiva de cultivar la alegría. Actividades como la jardinería, la música, la pintura o la cocina no solo proporcionan satisfacción personal, sino que también ofrecen una fuente constante de alegría. Estas actividades permiten la expresión creativa y el disfrute personal, promoviendo el bienestar emocional.

Mantener relaciones sociales fuertes es crucial. Interactuar regularmente con amigos y familiares, y participar en actividades comunitarias o grupos sociales, proporciona apoyo emocional y un sentido de pertenencia. Las conexiones sociales no solo mejoran el estado de ánimo, sino que también protegen contra la depresión y la ansiedad, que pueden afectar negativamente la salud física.

La práctica del autocuidado es igualmente importante. Dormir bien, comer saludablemente y encontrar tiempo para la relajación son esenciales para mantener la alegría y la salud general. Actividades como el yoga, la meditación puede reducir el estrés y mejorar la felicidad.

Cómo superamos los desafíos emocionales de la edad

Superar los desafíos emocionales de la edad es fundamental para mantener una buena calidad de vida en la madurez. A medida que envejecemos, enfrentamos una serie de desafíos emocionales, como la pérdida de seres queridos, cambios en la salud y ajustes en las circunstancias de vida. Abordar estos desafíos requiere resiliencia y una red de apoyo sólida.

La resiliencia es la capacidad de adaptarse y recuperarse de las adversidades. Se puede cultivar a través de diversas estrategias. Primero, hablar con amigos y familiares sobre nuestros sentimientos y experiencias puede proporcionar consuelo y comprensión. Estas conversaciones fortalecen las relaciones y nos recuerdan que no estamos solos.

Además, unirse a grupos de apoyo puede ser muy beneficioso. Estos grupos ofrecen un espacio seguro para compartir experiencias y recibir apoyo de personas que están pasando por situaciones similares.

Buscar ayuda profesional también es crucial para superar desafíos emocionales profundos. La terapia o el asesoramiento pueden ayudar a desarrollar estrategias efectivas para manejar el duelo, la ansiedad y la depresión. Los profesionales de la salud mental pueden proporcionar herramientas y técnicas para enfrentar y superar los desafíos emocionales de la edad.

El autocuidado es esencial para mantener la salud emocional. Dormir bien, comer saludablemente y encontrar tiempo para la relajación son componentes cruciales del autocuidado.

El sueño adecuado regula el estado de ánimo y mejora la capacidad de manejar el estrés. Una dieta equilibrada proporciona los nutrientes necesarios para el funcionamiento óptimo del cuerpo y la mente. Además, actividades como la meditación y el yoga, pueden ayudar a reducir el estrés y promover la relajación.

Dedicar tiempo a hobbies y actividades que se disfrutan es igualmente importante. Estas actividades no solo proporcionan una distracción positiva, sino que también pueden ser una fuente constante de alegría y satisfacción.

Mantener una vida social activa, participar en actividades comunitarias y establecer nuevas amistades enriquecen la vida emocional y proporcionan un sentido de pertenencia y propósito.

Capítulo 4:
Claves y Procedimientos para un Envejecimiento Saludable y Activo

Importancia del Ejercicio Regular

El ejercicio regular es una de las claves más importantes para un envejecimiento saludable y activo. La actividad física ayuda a mantener la movilidad, la fuerza y la salud cardiovascular, factores esenciales para llevar una vida independiente y activa.

Ejercicios como caminar, nadar, practicar yoga y el entrenamiento de fuerza no solo mejoran la condición física, sino que también ayudan a prevenir enfermedades crónicas como la diabetes, la hipertensión y las enfermedades cardíacas. Además, el ejercicio regular puede mejorar el estado de ánimo y reducir el riesgo de depresión y ansiedad, promoviendo una mejor salud mental.

Dietas y Hábitos Alimenticios Saludables

Una dieta equilibrada es fundamental para un envejecimiento saludable. Consumir una variedad de alimentos ricos en nutrientes, como frutas, verduras, proteínas magras, granos enteros y grasas saludables, proporciona los nutrientes necesarios para mantener el cuerpo en óptimas condiciones.

Las frutas y verduras son ricas en vitaminas, minerales y antioxidantes que protegen las células del daño y apoyan el sistema inmunológico. Las proteínas magras, como el pollo, el pescado, los frijoles y las legumbres, son esenciales para mantener la masa muscular y la función metabólica.

Los granos enteros, como el arroz integral, la avena y la quinoa, proporcionan fibra y energía sostenida, mientras que las grasas saludables, encontradas en alimentos como el aguacate, las nueces y el aceite de oliva, son cruciales para la salud del corazón y la función cerebral.

Es importante limitar el consumo de azúcares añadidos, sal y grasas saturadas, ya que estos pueden contribuir a enfermedades crónicas como la diabetes, la hipertensión y las enfermedades cardíacas. Los azúcares añadidos, presentes en muchas bebidas azucaradas y postres, pueden llevar al aumento de peso y problemas metabólicos.

La sal, en exceso, puede elevar la presión arterial y aumentar el riesgo de enfermedades cardiovasculares. Las grasas saturadas, encontradas en alimentos procesados y fritos, pueden elevar el colesterol LDL (malo) y aumentar el riesgo de enfermedades cardíacas.

Mantenerse bien hidratado también es crucial para la salud general. El agua es esencial para todas las funciones corporales, desde la digestión hasta la circulación sanguínea y la regulación de la temperatura corporal. La deshidratación puede causar fatiga, confusión y otros problemas de salud, por lo que es importante beber suficiente agua a lo largo del día.

Además, adoptar hábitos alimenticios saludables, como comer porciones moderadas y evitar el consumo excesivo de alimentos procesados, puede ayudar a mantener un peso saludable y reducir el riesgo de enfermedades.

Los alimentos procesados a menudo contienen altas cantidades de sal, azúcares añadidos y grasas saturadas, y carecen de nutrientes esenciales. Comer porciones moderadas ayuda a controlar la ingesta calórica y prevenir el aumento de peso.

Incorporar estos hábitos alimenticios saludables en la rutina diaria no solo mejora la salud física, sino que también puede aumentar la energía, mejorar el estado de ánimo y promover una mejor calidad de vida en la madurez.

Una dieta equilibrada rica en nutrientes, junto con hábitos alimenticios saludables, es esencial para un envejecimiento saludable, ayudando a prevenir enfermedades crónicas y mantener el cuerpo y la mente en óptimas condiciones.

Cuidado Preventivo de la Salud

El cuidado preventivo de la salud es esencial para detectar y tratar problemas de salud antes de que se vuelvan graves. Este enfoque proactivo incluye chequeos médicos regulares, exámenes de detección y vacunaciones.

Al realizarse estos chequeos de manera rutinaria, es posible identificar condiciones de salud incipientes que pueden ser tratadas con mayor facilidad y efectividad en sus etapas iniciales. Los exámenes de detección, como las pruebas de colesterol, presión arterial y mamografías, son herramientas vitales para monitorear la salud y prevenir enfermedades crónicas.

Las vacunaciones también juegan un papel crucial al proteger contra enfermedades infecciosas que pueden ser particularmente peligrosas en la madurez.

Mantenerse al tanto de las citas médicas y seguir las recomendaciones del médico puede prevenir complicaciones de salud y mejorar la calidad de vida. Es importante no posponer estas citas, ya que el seguimiento médico regular permite a los profesionales de la salud monitorear cualquier cambio y ajustar los tratamientos según sea necesario.

Además, estar consciente de los propios cuerpos y reportar cualquier cambio o síntoma inusual al médico es fundamental. Detectar síntomas tempranos de enfermedades permite un tratamiento más efectivo y una recuperación más rápida.

La prevención también incluye prácticas de salud mental, como el manejo del estrés y el mantenimiento de un equilibrio entre la vida laboral y personal. El estrés crónico puede tener efectos perjudiciales en la salud física y mental, por lo que aprender técnicas de manejo del estrés, como la meditación, el yoga y la respiración profunda, es crucial.

Mantener un equilibrio saludable entre el trabajo y la vida personal también contribuye al bienestar general. Dedicarse tiempo para actividades de relajación y disfrute personal ayuda a reducir el estrés y a mejorar la salud emocional.

Además, adoptar un estilo de vida saludable, que incluya una dieta equilibrada y ejercicio regular, complementa las prácticas de cuidado preventivo y fortalece el sistema inmunológico.

Estos hábitos no solo previenen enfermedades, sino que también mejoran la calidad de vida al aumentar la energía, mejorar el estado de ánimo y promover una mayor longevidad.

Adaptaciones y Ejercicios para Diferentes Edades

A medida que envejecemos, nuestras necesidades físicas pueden cambiar, y es importante adaptar los ejercicios a nuestras capacidades y limitaciones para mantener una vida activa y saludable.

Adaptar los ejercicios implica reconocer las limitaciones propias y utilizar herramientas y equipos de apoyo cuando sea necesario, como bastones, andadores o sillas de apoyo, para garantizar la seguridad durante las actividades físicas. Estos dispositivos pueden ayudar a prevenir caídas y lesiones, permitiendo que las personas mayores se sientan más seguras y confiadas al realizar ejercicio.

Existen programas de ejercicio específicamente diseñados para personas mayores, que se enfocan en mejorar la flexibilidad, el equilibrio y la resistencia sin poner demasiado estrés en el cuerpo.

Estos programas suelen incluir ejercicios de bajo impacto que fortalecen los músculos y las articulaciones, mejorando la movilidad general. Actividades como el yoga para adultos mayores, las clases de estiramiento son excelentes opciones que promueven la flexibilidad y el equilibrio, reduciendo el riesgo de caídas y mejorando la postura.

Participar en clases grupales, como yoga para adultos mayores o clases de baile, no solo proporciona ejercicio físico, sino que también ofrece una oportunidad para socializar y mantenerse conectado con la comunidad.

La interacción social es vital para la salud mental y emocional, y participar en actividades grupales puede ayudar a combatir la soledad y el aislamiento, comunes en la tercera edad. Estas clases fomentan un sentido de comunidad y apoyo mutuo, lo que puede aumentar la motivación y la adherencia al ejercicio regular.

Además, las actividades físicas adaptadas pueden ser personalizadas para abordar necesidades específicas, como ejercicios para mejorar la fuerza del núcleo, que ayuda a estabilizar el cuerpo, o ejercicios de resistencia que mejoran la capacidad cardiovascular sin causar agotamiento excesivo.

Los fisioterapeutas y entrenadores especializados en ejercicio para personas mayores pueden diseñar rutinas personalizadas que se adapten a las capacidades individuales, asegurando que cada persona pueda participar de manera segura y efectiva.

Así que, las claves para un envejecimiento saludable y activo incluyen el ejercicio regular, una dieta equilibrada, el cuidado preventivo de la salud y la adaptación de actividades físicas a las necesidades individuales.

Mantenerse físicamente activo, consumir alimentos nutritivos, realizar chequeos médicos regulares y adaptar los ejercicios según las capacidades personales son procedimientos esenciales para vivir una vida plena y saludable en la madurez.

Estas prácticas no solo mejoran la salud física y mental, sino que también promueven la independencia y la calidad de vida, demostrando que el envejecimiento puede ser una etapa vibrante y gratificante.

Cuidado preventivo de la salud cuando planificamos nuestra longevidad

El cuidado preventivo de la salud es esencial cuando planificamos nuestra longevidad. Adoptar un enfoque preventivo significa tomar medidas proactivas para mantener y mejorar la salud a lo largo del tiempo, lo cual es crucial para vivir una vida larga y saludable.

Una parte fundamental de este enfoque es realizar chequeos médicos regulares y exámenes de detección.

Estas visitas permiten a los médicos identificar y tratar problemas de salud en sus primeras etapas, antes de que se conviertan en condiciones graves. Exámenes como mamografías, colonoscopias y pruebas de colesterol son vitales para detectar enfermedades como el cáncer y las enfermedades cardíacas temprano.

Las mamografías, por ejemplo, pueden detectar el cáncer de mama en sus etapas iniciales, cuando es más tratable. Las colonoscopias permiten la identificación y eliminación de pólipos precancerosos en el colon, reduciendo significativamente el riesgo de cáncer de colon.

Las pruebas de colesterol ayudan a identificar niveles altos de colesterol, un factor de riesgo principal para enfermedades cardíacas. Detectar estos problemas de salud temprano permite intervenciones y tratamientos que pueden prevenir complicaciones graves y mejorar las posibilidades de recuperación.

Además de los exámenes de detección, el cuidado preventivo incluye mantener una comunicación abierta con los profesionales de la salud. Informar al médico sobre cualquier síntoma inusual o cambio en la salud permite una evaluación oportuna y adecuada. Los médicos pueden proporcionar asesoramiento personalizado sobre estilos de vida saludables, manejo del estrés y prevención de enfermedades, ajustado a las necesidades individuales.

Otro aspecto crucial del cuidado preventivo es la vacunación. Las vacunas protegen contra enfermedades infecciosas que pueden ser particularmente peligrosas en la vejez. Mantenerse al día con las vacunas recomendadas, como la vacuna contra la gripe, la vacuna contra el neumococo y la vacuna contra el herpes zóster, puede prevenir enfermedades graves y complicaciones.

Además, adoptar un estilo de vida saludable es una parte integral del cuidado preventivo. Esto incluye una dieta equilibrada, ejercicio regular y evitar hábitos perjudiciales como fumar y el consumo excesivo de alcohol. Estos hábitos no solo fortalecen el sistema inmunológico y mejoran la salud cardiovascular, sino que también promueven el bienestar general y la longevidad.

El cuidado preventivo de la salud es esencial para planificar una vida larga y saludable. Realizar chequeos médicos regulares, someterse a exámenes de detección y vacunarse son estrategias clave para detectar y tratar problemas de salud en sus etapas iniciales.

Mantener una comunicación abierta con los profesionales de la salud y adoptar un estilo de vida saludable complementan estas medidas, asegurando una mejor calidad de vida y mayor longevidad.

La vacunación también juega un papel importante en el cuidado preventivo.

Las vacunas ayudan a proteger contra enfermedades infecciosas que pueden ser especialmente peligrosas en la tercera edad. Mantenerse al día con las vacunas recomendadas, como la vacuna contra la gripe y la vacuna contra el neumococo, puede prevenir enfermedades graves y complicaciones.

Además, es crucial estar consciente de nuestro propio cuerpo y reportar cualquier cambio o síntoma inusual al médico. Esta autoobservación ayuda a detectar señales tempranas de problemas de salud que podrían pasar desapercibidos de otra manera. Mantener una comunicación abierta y honesta con los profesionales de la salud asegura un manejo adecuado y oportuno de cualquier problema que surja.

El manejo del estrés es otro componente esencial del cuidado preventivo. El estrés crónico puede tener efectos negativos profundos en la salud, aumentando el riesgo de enfermedades cardíacas, diabetes y otras condiciones. Practicar técnicas de manejo del estrés, como la meditación, el yoga y la respiración profunda, puede mejorar significativamente la salud mental y física.

Mantener un equilibrio entre la vida laboral y personal también es fundamental. El trabajo excesivo y la falta de tiempo para el descanso y el ocio pueden llevar al agotamiento y afectar negativamente la salud. Dedicarse tiempo para actividades recreativas y de disfrute personal ayuda a mantener el bienestar emocional y físico.

Finalmente, adoptar un estilo de vida saludable complementa el cuidado preventivo. Esto incluye una dieta equilibrada, ejercicio regular y evitar hábitos perjudiciales como fumar y el consumo excesivo de alcohol. Estos hábitos saludables fortalecen el sistema inmunológico, mejoran la resistencia física y mental, y contribuyen a una mayor longevidad.

Adaptaciones y ejercicios para diferentes edades

A medida que envejecemos, nuestras necesidades físicas cambian, y es esencial adaptar los ejercicios a nuestras capacidades y limitaciones. Esta adaptación no solo mejora la efectividad de los ejercicios, sino que también reduce el riesgo de lesiones, promoviendo una vida activa y saludable a lo largo de todas las etapas de la vida.

Las adaptaciones pueden incluir el uso de herramientas y equipos de apoyo, como bastones, andadores o sillas de apoyo, que garantizan la seguridad durante las actividades físicas. Estos dispositivos ayudan a mantener el equilibrio y la estabilidad, permitiendo a las personas mayores participar en ejercicios sin miedo a caídas o accidentes. Por ejemplo, realizar ejercicios de fuerza utilizando bandas elásticas en lugar de pesas pesadas puede ser una alternativa más segura y efectiva para fortalecer los músculos sin poner demasiado estrés en las articulaciones.

Existen programas de ejercicio diseñados específicamente para personas mayores que se enfocan en mejorar la flexibilidad, el equilibrio y la resistencia. Actividades como el yoga para adultos mayores y las clases de estiramiento son excelentes opciones que promueven la movilidad y reducen el riesgo de caídas.

Estos ejercicios de bajo impacto son suaves para el cuerpo y pueden ser fácilmente adaptados para satisfacer diferentes niveles de habilidad y condición física.

Participar en clases grupales no solo proporciona ejercicio físico, sino que también ofrece una oportunidad para socializar y mantenerse conectado con la comunidad.

Clases como el yoga para adultos mayores y las clases de baile no solo promueven la salud física, sino que también fomentan el bienestar mental y emocional. La interacción social es vital para la salud mental, y estas actividades grupales pueden ayudar a combatir la soledad y el aislamiento, proporcionando un sentido de pertenencia y apoyo mutuo.

Además, los fisioterapeutas y entrenadores especializados en ejercicio para personas mayores pueden diseñar rutinas personalizadas que se adapten a las capacidades individuales.

Estas rutinas pueden incluir ejercicios específicos para mejorar la fuerza del núcleo, que ayuda a estabilizar el cuerpo, o ejercicios de resistencia que mejoran la capacidad cardiovascular sin causar agotamiento excesivo.

Capítulo 5:
Ciencia y Espiritualidad para una Longevidad Consciente

Los Avances Científicos en la Longevidad

La ciencia moderna ha realizado avances significativos en la comprensión de la longevidad y el envejecimiento saludable. Investigaciones en genética, nutrición, medicina preventiva y tecnologías de salud han permitido identificar factores clave que contribuyen a una vida más larga y saludable. Estos avances están transformando nuestra capacidad para vivir no solo más tiempo, sino también con una mejor calidad de vida.

Uno de los hallazgos más prometedores proviene de los estudios sobre la restricción calórica. La investigación ha demostrado que una dieta equilibrada y controlada puede extender la esperanza de vida al reducir el riesgo de enfermedades crónicas como la diabetes, las enfermedades cardíacas y ciertos tipos de cáncer.

Reducir la ingesta calórica sin malnutrición parece activar mecanismos biológicos que protegen contra el envejecimiento celular, mejorando la salud general y prolongando la vida.

Además, los avances en la medicina personalizada están revolucionando el tratamiento y la prevención de enfermedades relacionadas con la edad. La medicina personalizada utiliza la información genética del individuo para crear tratamientos específicos que son más efectivos y tienen menos efectos secundarios.

Este enfoque permite a los médicos identificar predisposiciones a ciertas enfermedades y recomendar estrategias preventivas adaptadas a cada persona.

La terapia génica es otro campo emergente con un gran potencial para impactar la longevidad. Este enfoque busca corregir defectos genéticos subyacentes a través de la modificación del ADN, ofreciendo la posibilidad de tratar enfermedades hereditarias y degenerativas que antes se consideraban incurables.

A medida que estas tecnologías avanzan, se espera que podamos no solo tratar, sino también prevenir enfermedades a nivel genético, mejorando significativamente la calidad y duración de la vida.

Las innovaciones tecnológicas también juegan un papel crucial en la longevidad. Dispositivos de monitoreo de salud, como los relojes inteligentes y las aplicaciones móviles, permiten un seguimiento continuo de indicadores de salud importantes como la frecuencia cardíaca, la actividad física y los patrones de sueño.

Estos dispositivos proporcionan datos en tiempo real que pueden ayudar a las personas a mantener hábitos de vida saludables y a detectar problemas de salud de manera temprana.

Avances Científicos y Longevidad

Los avances científicos en genética, nutrición, medicina preventiva y tecnologías de salud están proporcionando herramientas y conocimientos cruciales para vivir una vida más larga y saludable.

Estos avances no solo prolongan la vida, sino que también mejoran su calidad, permitiendo a las personas envejecer con mayor salud y vitalidad. A medida que la ciencia continúa evolucionando, las posibilidades para extender la longevidad de manera saludable y satisfactoria se vuelven cada vez más accesibles.

En el campo de la genética, la investigación ha permitido identificar genes asociados con la longevidad y el envejecimiento saludable.

Los científicos están explorando cómo estos genes pueden ser manipulados para retrasar el envejecimiento y prevenir enfermedades relacionadas con la edad.

La terapia génica, por ejemplo, tiene el potencial de corregir defectos genéticos y tratar enfermedades hereditarias, abriendo nuevas posibilidades para una vida más larga y saludable.

La nutrición también juega un papel vital en la longevidad. Estudios sobre la restricción calórica y las dietas equilibradas han demostrado que una alimentación adecuada puede reducir el riesgo de enfermedades crónicas y mejorar la salud general.

Dietas ricas en antioxidantes, vitaminas y minerales esenciales ayudan a proteger las células del daño y promueven un envejecimiento saludable. Además, la personalización de las recomendaciones nutricionales según las necesidades individuales está mejorando los resultados de salud.

La medicina preventiva es otro campo en expansión que contribuye significativamente a la longevidad. Los chequeos médicos regulares, las pruebas de detección y las vacunaciones permiten detectar y tratar problemas de salud en sus primeras etapas. Esta vigilancia proactiva ayuda a prevenir complicaciones graves y mantiene a las personas en buena salud durante más tiempo.

Las tecnologías de salud también están revolucionando la forma en que gestionamos nuestro bienestar. Dispositivos como los relojes inteligentes y las aplicaciones de salud móvil permiten un monitoreo continuo de parámetros vitales, como la frecuencia cardíaca, los niveles de actividad física y los patrones de sueño.

Estos dispositivos proporcionan datos en tiempo real que pueden ser utilizados para hacer ajustes en el estilo de vida y detectar problemas de salud antes de que se agraven.

La Conexión Mente-Cuerpo-Espíritu

La conexión entre mente, cuerpo y espíritu es esencial para una longevidad consciente. Esta interrelación significa que la salud mental y emocional influye directamente en la salud física, y viceversa.

Un equilibrio saludable entre estos tres aspectos es crucial para vivir una vida plena y prolongada. La práctica de la meditación, el yoga y otras técnicas de mindfulness pueden jugar un papel fundamental en este equilibrio.

La meditación es una herramienta poderosa para reducir el estrés y mejorar el estado de ánimo.

Al practicar la meditación regularmente, las personas pueden aprender a gestionar mejor sus emociones y pensamientos, lo que lleva a una mayor tranquilidad y estabilidad emocional. La reducción del estrés es especialmente importante, ya que el estrés crónico puede tener efectos negativos en el cuerpo, como el debilitamiento del sistema inmunológico y el aumento del riesgo de enfermedades crónicas.

El yoga, que combina posturas físicas, respiración y meditación, es otra práctica que promueve la conexión mente-cuerpo-espíritu. A través del yoga, las personas mejoran su flexibilidad, fuerza y equilibrio físico, mientras que también cultivan una mente más tranquila y centrada. El yoga puede ayudar a reducir la presión arterial, mejorar la circulación y fortalecer el sistema inmunológico, contribuyendo así a una mejor salud general.

Las técnicas de mindfulness, como la atención plena, fomentan una mayor conciencia del cuerpo y la mente. Practicar mindfulness implica prestar atención al momento presente sin juzgar, lo que puede ayudar a las personas a mantenerse enfocadas y calmadas.

Esta práctica puede reducir la ansiedad, mejorar la concentración y aumentar la capacidad de lidiar con el estrés de manera efectiva.

Además, estas prácticas espirituales fomentan una mayor conexión con uno mismo y con el mundo que nos rodea. Cultivar la espiritualidad a través de la meditación y el yoga puede proporcionar un sentido de propósito y significado en la vida, lo cual es crucial para el bienestar emocional y mental.

Este sentido de propósito puede motivar a las personas a cuidar mejor de su salud física y mental, promoviendo hábitos de vida saludables y un envejecimiento consciente.

Prácticas Espirituales que Promueven la Longevidad

Las prácticas espirituales juegan un papel crucial en la longevidad consciente, proporcionando un sentido de propósito y significado fundamental para el bienestar emocional y mental. La espiritualidad puede ser una fuente de fortaleza y resiliencia, ayudando a las personas a enfrentar los desafíos de la vida con una perspectiva más amplia y serena.

Actividades como la oración, la meditación, la participación en comunidades religiosas y la contemplación de la naturaleza son ejemplos de prácticas que pueden ofrecer paz interior y mejorar la calidad de vida.

La oración, por ejemplo, no solo es un acto de comunicación con lo divino, sino también una práctica que puede calmar la mente y el espíritu. La oración regular puede proporcionar consuelo, esperanza y una sensación de conexión con algo más grande que uno mismo, lo cual es fundamental para el bienestar emocional. Además, la oración puede ayudar a reducir el estrés y la ansiedad, mejorando la salud mental y física.

La meditación es otra práctica espiritual que promueve la longevidad. A través de la meditación, las personas pueden aprender a calmar su mente, enfocarse en el presente y reducir el estrés.

La meditación regular ha sido asociada con una serie de beneficios para la salud, incluyendo la reducción de la presión arterial, la mejora del sistema inmunológico y el aumento de la resiliencia emocional. Esta práctica fomenta una mayor autoconciencia y un equilibrio emocional que es esencial para una vida larga y saludable.

Participar en comunidades religiosas también puede tener un impacto positivo en la longevidad. Estas comunidades ofrecen un sentido de pertenencia y apoyo social, lo cual es crucial para el bienestar emocional. La interacción con otros miembros de la comunidad puede proporcionar un sistema de apoyo sólido y oportunidades para la conexión social, reduciendo el sentimiento de soledad y aislamiento.

La contemplación de la naturaleza es otra práctica espiritual que puede promover la longevidad. Pasar tiempo en la naturaleza, ya sea caminando por el bosque, disfrutando de un parque o simplemente observando el cielo, puede proporcionar una sensación de paz y conexión con el mundo natural.

Esta práctica no solo reduce el estrés y la ansiedad, sino que también mejora el bienestar mental y físico al fomentar una mayor apreciación de la vida.

Testimonios de Personas Longevas y sus Creencias

Los testimonios de personas longevas a menudo destacan la importancia de la combinación de ciencia y espiritualidad en sus vidas. Estos individuos no solo han alcanzado una edad avanzada, sino que también han mantenido una calidad de vida admirable.

Muchos centenarios atribuyen su longevidad a una combinación de factores que incluyen una dieta saludable, ejercicio regular, una vida social activa y una práctica espiritual constante. Sus historias inspiradoras subrayan la importancia de abordar el envejecimiento de manera holística, integrando el conocimiento científico con prácticas espirituales y emocionales.

Una dieta saludable es una constante en las vidas de muchas personas longevas. Ellos enfatizan la importancia de consumir alimentos frescos y naturales, evitando los procesados y azucarados.

Muchos siguen dietas ricas en frutas, verduras, granos enteros y proteínas magras, lo que contribuye a mantener la salud física y prevenir enfermedades crónicas. La ciencia apoya estos hábitos alimenticios, mostrando que una buena nutrición es fundamental para una vida larga y saludable.

El ejercicio regular es otro pilar en las vidas de estos centenarios. Participan en actividades físicas adaptadas a sus capacidades, como caminar, nadar o practicar yoga, que ayudan a mantener la movilidad, la fuerza y la salud cardiovascular.

El ejercicio también mejora el estado de ánimo y reduce el estrés, factores clave para el bienestar general. Los estudios científicos confirman que el ejercicio regular puede extender la esperanza de vida y mejorar su calidad.

La vida social activa es igualmente importante. Muchos centenarios mantienen relaciones fuertes con familiares y amigos, y participan en actividades comunitarias. Estas conexiones sociales proporcionan apoyo emocional, reducen el riesgo de depresión y fomentan un sentido de pertenencia y propósito.

La ciencia también respalda la importancia de las relaciones sociales para la salud mental y física.

La práctica espiritual constante es otro aspecto vital en las vidas de estas personas longevas. Ya sea a través de la oración, la meditación, la participación en comunidades religiosas o la contemplación de la naturaleza, estas prácticas les proporcionan paz interior, resiliencia emocional y un sentido profundo de significado.

Estas prácticas espirituales ayudan a manejar el estrés y la ansiedad, contribuyendo a una vida más equilibrada y satisfactoria.

Ciencia y Espiritualidad para una Longevidad Consciente

La ciencia y la espiritualidad son componentes esenciales para una longevidad consciente. Los avances científicos nos proporcionan las herramientas y el conocimiento para prolongar la vida de manera saludable, mientras que las prácticas espirituales ofrecen un sentido de propósito, paz y bienestar emocional.

Integrar ambos enfoques permite un envejecimiento holístico, donde la mente, el cuerpo y el espíritu trabajan en armonía para promover una vida plena y satisfactoria.

Los avances científicos en genética, nutrición, medicina preventiva y tecnologías de salud han transformado nuestra comprensión del envejecimiento. Gracias a estos progresos, podemos identificar factores que contribuyen a una vida más larga y saludable.

Por ejemplo, la medicina personalizada permite tratamientos específicos basados en el perfil genético de cada individuo, optimizando la prevención y el tratamiento de enfermedades relacionadas con la edad.

Además, una nutrición adecuada y el ejercicio regular, respaldados por investigaciones científicas, son fundamentales para mantener la salud física y prevenir enfermedades crónicas.

Por otro lado, las prácticas espirituales, como la meditación, la oración y la participación en comunidades religiosas, juegan un papel crucial en el bienestar emocional y mental.

Estas prácticas fomentan la paz interior, la resiliencia y un sentido de propósito que son vitales para enfrentar los desafíos del envejecimiento. La meditación por ejemplo, reduce el estrés y la ansiedad, mejorando la salud mental y fortaleciendo el sistema inmunológico. La espiritualidad también ayuda a las personas a encontrar significado y conexión en sus vidas, lo cual es esencial para un envejecimiento saludable.

Integrar ciencia y espiritualidad en el enfoque hacia la longevidad permite una perspectiva equilibrada que abarca todos los aspectos del ser humano. Este enfoque holístico reconoce que la salud física, mental y espiritual están interconectadas y son igualmente importantes para una vida larga y satisfactoria.

Adopción de una dieta equilibrada y ejercicio regular se complementa con la práctica de la meditación y la oración, creando un ciclo positivo que fomenta el bienestar en todas sus formas.

Prácticas Espirituales que Promueven la Longevidad

Hablemos de algunas prácticas espirituales que promueven la longevidad, ya que estas pueden desempeñar un papel crucial en mantener tanto la salud mental como la física, proporcionando un sentido de propósito y bienestar general. Estas prácticas no solo ayudan a reducir el estrés y la ansiedad, sino que también fomentan la resiliencia y la paz interior, factores fundamentales para una vida larga y saludable.

La meditación es una de las prácticas espirituales más efectivas para promover la longevidad. Al centrarse en la respiración y en el momento presente, la meditación reduce el estrés y la ansiedad, disminuyendo los niveles de cortisol, la hormona del estrés.

Estudios han demostrado que la meditación regular puede mejorar la función inmunológica, reducir la presión arterial y promover una mayor estabilidad emocional. Esta práctica también aumenta la auto-conciencia y la claridad mental, ayudando a las personas a manejar mejor los desafíos de la vida.

La oración, otra práctica espiritual, ofrece consuelo y esperanza. La oración regular puede proporcionar una sensación de conexión con lo divino o con un propósito mayor, lo cual es esencial para el bienestar emocional.

Este acto de comunicación espiritual puede ayudar a aliviar el estrés y la ansiedad, mejorando la salud mental y emocional. Además, la oración puede fomentar una actitud de gratitud y aceptación, promoviendo un estado de ánimo positivo y una perspectiva optimista de la vida.

Participar en comunidades religiosas o espirituales también es beneficioso para la longevidad. Estas comunidades proporcionan apoyo social, un sentido de pertenencia y oportunidades para la interacción social, todos los cuales son importantes para la salud mental. La participación en actividades comunitarias y rituales puede fortalecer los lazos sociales, reducir la soledad y el aislamiento, y fomentar un sentido de propósito y significado en la vida.

La contemplación de la naturaleza es otra práctica espiritual que puede promover la longevidad. Pasar tiempo al aire libre, ya sea caminando en un parque, observando la vida silvestre o simplemente disfrutando de la belleza natural, puede tener un efecto calmante y restaurador.

Esta conexión con la naturaleza reduce el estrés, mejora el estado de ánimo y aumenta el bienestar general. La naturaleza ofrece un espacio para la reflexión y la meditación, ayudando a las personas a encontrar paz y equilibrio.

Capítulo 6:
Alimentación, Ejercicio y Mente Positiva para una Vida Larga

Alimentación Saludable

Una alimentación saludable es uno de los pilares fundamentales para una vida larga y plena. Consumir una dieta equilibrada y rica en nutrientes es crucial para mantener la salud física y prevenir enfermedades crónicas.

Los alimentos frescos y naturales, como frutas, verduras, granos enteros, proteínas magras y grasas saludables, deben ser la base de nuestra alimentación diaria. Estos alimentos proporcionan las vitaminas, minerales y antioxidantes necesarios para proteger nuestras células del daño y mantener nuestro cuerpo funcionando de manera óptima.

Las frutas y verduras son ricas en vitaminas, minerales y antioxidantes, que ayudan a combatir los radicales libres y a mantener un sistema inmunológico fuerte.

Los granos enteros, como la avena, el arroz integral y la quinoa, son excelentes fuentes de fibra, que promueven una digestión saludable y pueden ayudar a controlar el azúcar en sangre y los niveles de colesterol.

Las proteínas magras, como el pollo, el pescado, los frijoles y las legumbres, son esenciales para la reparación y el crecimiento muscular, y también juegan un papel importante en la producción de enzimas y hormonas. Las grasas saludables, encontradas en alimentos como el aguacate, las nueces, las semillas y el aceite de oliva, son cruciales para la salud cerebral y cardiovascular.

Reducir el consumo de azúcares añadidos, sal y grasas saturadas es vital para prevenir el desarrollo de enfermedades crónicas. Los azúcares añadidos, presentes en muchos alimentos procesados, pueden llevar al aumento de peso y aumentar el riesgo de diabetes tipo 2.

La sal en exceso puede elevar la presión arterial, aumentando el riesgo de enfermedades cardíacas y accidentes cerebrovasculares. Las grasas saturadas, que se encuentran en alimentos como la carne roja y los productos lácteos enteros, pueden elevar los niveles de colesterol LDL (malo) y contribuir a la formación de placas en las arterias, lo que puede llevar a enfermedades cardiovasculares.

Mantenerse bien hidratado, bebiendo suficiente agua a lo largo del día, es igualmente importante para apoyar todas las funciones corporales. El agua es esencial para la digestión, la absorción de nutrientes, la circulación y la regulación de la temperatura corporal.

La deshidratación puede causar fatiga, confusión y otros problemas de salud, por lo que es crucial asegurarse de beber suficiente agua, especialmente durante actividades físicas y en climas cálidos.

Ejercicio Regular

El ejercicio regular es otro componente esencial para una vida larga y saludable. La actividad física ayuda a mantener la movilidad, la fuerza y la salud cardiovascular, aspectos fundamentales para llevar una vida activa e independiente. Participar en actividades físicas regularmente no solo mejora la condición física general, sino que también tiene múltiples beneficios para la salud mental.

Beneficios Físicos del Ejercicio

Ejercicios como caminar, nadar, practicar yoga y realizar entrenamientos de fuerza son altamente beneficiosos para el cuerpo. Caminar es una forma simple y accesible de ejercicio que mejora la salud cardiovascular, fortalece los músculos y mejora la movilidad.

Nadar es una excelente opción de bajo impacto que trabaja todo el cuerpo, mejorando la resistencia y la salud cardiovascular sin poner demasiado estrés en las articulaciones.

Practicar yoga no solo mejora la flexibilidad y el equilibrio, sino que también fortalece el núcleo y reduce el riesgo de caídas.

Los entrenamientos de fuerza, como levantar pesas o usar bandas elásticas, son cruciales para mantener la masa muscular y la densidad ósea, lo que ayuda a prevenir la osteoporosis y otras condiciones relacionadas con la edad.

Beneficios Mentales del Ejercicio

El ejercicio no solo mejora la salud física, sino que también tiene efectos profundos y positivos sobre la salud mental. Participar en actividades físicas desencadena una serie de procesos biológicos y psicológicos que pueden contribuir significativamente al bienestar emocional y mental.

Uno de los principales beneficios mentales del ejercicio es la liberación de endorfinas, conocidas como las hormonas de la felicidad. Estas sustancias químicas naturales actúan como analgésicos y estimulantes del estado de ánimo, proporcionando una sensación de bienestar y euforia.

Las endorfinas ayudan a reducir la percepción del dolor y disminuyen los niveles de estrés, mejorando significativamente el estado de ánimo.

Este aumento en las endorfinas puede ayudar a combatir la depresión y la ansiedad, dos de los trastornos de salud mental más comunes.

Además de las endorfinas, el ejercicio promueve la liberación de otros neurotransmisores como la serotonina y la dopamina, que son cruciales para la regulación del estado de ánimo y el bienestar emocional. Estos neurotransmisores mejoran la sensación de placer y satisfacción, ayudando a mantener un estado mental positivo.

El ejercicio también mejora la calidad del sueño, lo cual es esencial para la salud mental. Un buen sueño es fundamental para la recuperación del cuerpo y la mente, y la falta de sueño está asociada con problemas de salud mental como la depresión y la ansiedad. La actividad física regular ayuda a regular el ciclo sueño-vigilia, promoviendo patrones de sueño más saludables y reduciendo el insomnio.

Además, el ejercicio puede proporcionar una distracción saludable de las preocupaciones diarias. Al concentrarse en la actividad física, las personas pueden despejar su mente y reducir la rumiación, que es un factor contribuyente a la ansiedad y la depresión.

Este enfoque en el momento presente, similar a la práctica del mindfulness, puede mejorar la claridad mental y la capacidad de manejar el estrés.

Participar en actividades físicas grupales también ofrece beneficios sociales, que son importantes para la salud mental. La interacción social durante el ejercicio puede fomentar un sentido de comunidad y pertenencia, reducir la soledad y proporcionar un sistema de apoyo emocional.

Estas conexiones sociales pueden aumentar la motivación para mantener una rutina de ejercicios regular, creando un ciclo positivo de actividad física y bienestar emocional.

Liberación de Endorfinas

Al participar en actividades físicas, el cuerpo libera endorfinas, conocidas como las hormonas de la felicidad. Estas sustancias químicas naturales actúan como analgésicos y estimulantes del estado de ánimo, proporcionando una sensación de bienestar y euforia.

Las endorfinas, producidas por el sistema nervioso central y la glándula pituitaria, tienen la capacidad de bloquear los receptores del dolor en el cerebro, lo que reduce la percepción del dolor.

Esta acción analgésica es especialmente beneficiosa para las personas que sufren de dolor crónico o agudo, ya que el ejercicio regular puede ayudar a gestionar y aliviar estas molestias.

Además de sus propiedades analgésicas, las endorfinas son poderosos moduladores del estado de ánimo. Al liberar estas hormonas durante el ejercicio, se experimenta una mejora significativa en el bienestar emocional.

Este efecto positivo en el estado de ánimo se debe a que las endorfinas interactúan con los receptores del cerebro que reducen la percepción del estrés y la ansiedad. Al disminuir los niveles de estrés, las endorfinas ayudan a promover una sensación de calma y relajación, lo cual es esencial para mantener una salud mental óptima.

El aumento en las endorfinas puede ayudar a combatir la depresión y la ansiedad, dos de los trastornos de salud mental más comunes. La depresión y la ansiedad a menudo se caracterizan por un desequilibrio químico en el cerebro, y el ejercicio puede ayudar a restablecer este equilibrio al aumentar la producción de endorfinas.

Las personas que sufren de estos trastornos pueden encontrar alivio en la actividad física, ya que las endorfinas elevan el estado de ánimo y proporcionan una sensación de bienestar general.

El ejercicio también fomenta la neurogénesis, que es la formación de nuevas neuronas en el cerebro, particularmente en el hipocampo, una región asociada con la memoria y el estado de ánimo.

Este proceso puede mejorar la función cognitiva y contribuir a un mejor manejo de los síntomas de la depresión y la ansiedad. Además, el ejercicio regular puede ayudar a desarrollar una rutina y proporcionar un sentido de logro y propósito, lo cual es crucial para la salud mental.

Participar en actividades físicas no solo mejora la condición física, sino que también tiene un impacto profundo en la salud mental. Las endorfinas liberadas durante el ejercicio actúan como analgésicos y elevadores del estado de ánimo, reduciendo el dolor y disminuyendo el estrés.

Este aumento en las endorfinas puede ayudar a combatir la depresión y la ansiedad, proporcionando una herramienta natural y efectiva para mejorar el bienestar emocional y promover una vida más equilibrada y satisfactoria.

Reducción del Estrés

El ejercicio regular es una herramienta poderosa para manejar el estrés. La actividad física reduce los niveles de cortisol, la hormona del estrés, en el cuerpo. Al disminuir el cortisol, el ejercicio ayuda a aliviar la tensión y la ansiedad, promoviendo una sensación de calma y relajación.

Esta reducción del cortisol es crucial porque el estrés crónico puede tener efectos negativos significativos en la salud física y mental, como aumentar el riesgo de enfermedades cardiovasculares, debilitar el sistema inmunológico y contribuir a la depresión y la ansiedad.

Además, el ejercicio puede proporcionar una distracción saludable de las preocupaciones diarias, permitiendo que la mente se despeje y se enfoque en el momento presente. Cuando nos concentramos en la actividad física, ya sea correr, nadar, levantar pesas o practicar yoga, nuestro cerebro tiene la oportunidad de descansar de las tensiones diarias y las preocupaciones constantes. Esta pausa mental puede ser revitalizante y ayudar a mejorar la claridad y el enfoque mental.

El ejercicio también estimula la producción de endorfinas, conocidas como las hormonas de la felicidad. Estas endorfinas actúan como analgésicos naturales y elevadores del estado de ánimo, lo que puede reducir la percepción del dolor y promover una sensación general de bienestar.

Esta mejora del estado de ánimo es particularmente beneficiosa para las personas que experimentan estrés y ansiedad, ya que las endorfinas ayudan a contrarrestar los efectos negativos de estas condiciones.

Además, el ejercicio regular puede mejorar la calidad del sueño, lo cual es esencial para la salud mental y física. Un buen sueño es fundamental para la recuperación del cuerpo y la mente, y la falta de sueño puede exacerbar los niveles de estrés y ansiedad. Al mejorar la calidad del sueño, el ejercicio contribuye a una mejor regulación emocional y una mayor capacidad para manejar el estrés.

Participar en actividades físicas grupales también puede ofrecer apoyo social, lo cual es crucial para el manejo del estrés. La interacción con otras personas durante el ejercicio puede proporcionar un sentido de comunidad y pertenencia, lo que ayuda a reducir la soledad y el aislamiento, factores que pueden agravar el estrés.

Mejora del Sueño

El ejercicio regular también puede mejorar la calidad del sueño, lo cual es esencial para la salud mental y física. La actividad física aumenta la temperatura corporal y, cuando esta temperatura desciende después del ejercicio, se desencadena una sensación de somnolencia que facilita el sueño. Este proceso ayuda a preparar el cuerpo para el descanso nocturno, haciendo que conciliar el sueño sea más fácil y rápido.

Además, el ejercicio puede regular el ciclo sueño-vigilia, también conocido como el ritmo circadiano, promoviendo patrones de sueño más saludables y reduciendo el insomnio. Al establecer una rutina de ejercicio regular, el cuerpo puede desarrollar un reloj biológico más consistente, lo que facilita despertarse y dormirse a la misma hora todos los días. Este ritmo regular es crucial para la calidad del sueño y para evitar el insomnio.

Un buen sueño es fundamental para la recuperación física y mental. Durante el sueño, el cuerpo se dedica a reparar y regenerar tejidos, fortalecer el sistema inmunológico y consolidar la memoria y el aprendizaje. La falta de sueño puede interferir con estos procesos, resultando en fatiga, problemas de concentración y un mayor riesgo de enfermedades.

Además, la falta de sueño está asociada con problemas de salud mental como la depresión y la ansiedad. El sueño inadecuado puede exacerbar estos trastornos, creando un ciclo negativo donde la mala salud mental conduce a problemas de sueño y viceversa.

Por otro lado, el ejercicio regular puede romper este ciclo al mejorar tanto la calidad del sueño como el bienestar mental. La reducción del estrés y la liberación de endorfinas durante el ejercicio contribuyen a un estado mental más positivo, lo cual puede facilitar un mejor descanso nocturno.

Aumento de la Autoestima y la Confianza

El ejercicio puede mejorar la autoestima y la confianza en uno mismo. Al establecer y alcanzar metas de acondicionamiento físico, las personas experimentan una sensación de logro y satisfacción.

Esto puede mejorar la imagen corporal y la autoeficacia, contribuyendo a una mayor confianza en las habilidades propias. La mejora de la autoestima y la confianza en uno mismo puede tener un efecto positivo en todos los aspectos de la vida, desde las relaciones personales hasta el desempeño laboral.

Interacción Social

Participar en actividades físicas grupales, como clases de yoga, deportes de equipo o grupos de caminata, proporciona valiosas oportunidades para la interacción social. Estas actividades no solo promueven la salud física, sino que también fomentan conexiones sociales significativas, lo cual es crucial para el bienestar emocional.

Las conexiones sociales que se forman durante el ejercicio pueden proporcionar un sentido de comunidad y pertenencia, reduciendo la sensación de soledad que muchas personas experimentan, especialmente en la tercera edad.

El apoyo de los compañeros de ejercicio puede mejorar significativamente el bienestar emocional. Compartir metas y logros con otros, recibir y dar ánimo, y participar en actividades grupales puede fortalecer las relaciones y proporcionar un sistema de apoyo. Esta interacción social positiva no solo mejora el estado de ánimo, sino que también puede ayudar a combatir el estrés, la ansiedad y la depresión.

Además, la interacción social durante las actividades físicas puede aumentar la motivación para mantener una rutina de ejercicios regular. Cuando las personas se sienten parte de un grupo y disfrutan de la compañía de sus compañeros, es más probable que se comprometan a asistir a las sesiones de ejercicio de manera constante. La responsabilidad mutua y el apoyo social pueden ser factores clave para adherirse a un programa de ejercicios a largo plazo.

Esta dinámica crea un ciclo positivo de actividad física y bienestar emocional. El ejercicio regular mejora la salud física, lo que a su vez mejora el bienestar mental. A su vez, una mejor salud mental puede aumentar la motivación para seguir participando en actividades físicas. Este ciclo virtuoso ayuda a mantener una vida equilibrada y saludable, donde la actividad física y el bienestar emocional se refuerzan mutuamente.

Las clases de yoga, por ejemplo, no solo mejoran la flexibilidad y la fuerza, sino que también ofrecen un espacio para la meditación y la relajación en un entorno social. Los deportes de equipo fomentan el trabajo en equipo y la cooperación, mientras que los grupos de caminata permiten la conversación y la conexión mientras se disfruta del ejercicio al aire libre.

Integración del Ejercicio en la Rutina Diaria

Incorporar una variedad de ejercicios en la rutina diaria puede prevenir el aburrimiento y asegurar que se trabajen diferentes grupos musculares y capacidades físicas. Cambiar las actividades físicas regularmente no solo mantiene el interés y la motivación, sino que también proporciona un enfoque integral al bienestar físico.

Alternar entre ejercicios aeróbicos, de fuerza, flexibilidad y equilibrio garantiza que todos los aspectos de la condición física se aborden adecuadamente.

Participar en clases grupales, como el yoga, no solo proporciona ejercicio físico, sino que también ofrece una oportunidad para socializar y mantenerse conectado con la comunidad, lo cual es importante para la salud mental.

El yoga, por ejemplo, mejora la flexibilidad, la fuerza muscular y el equilibrio, mientras que la práctica en grupo puede fomentar un sentido de camaradería y apoyo mutuo. Esta interacción social es vital para combatir la soledad y el aislamiento, especialmente en la tercera edad, y puede tener un impacto positivo significativo en el bienestar emocional.

La interacción social durante estas actividades puede aumentar la motivación y la adherencia al ejercicio regular. Cuando las personas se sienten parte de una comunidad y reciben apoyo y aliento de otros, es más probable que mantengan una rutina de ejercicios consistente.

Los amigos y compañeros de ejercicio pueden proporcionar un sistema de responsabilidad, alentando a las personas a asistir a las clases y a esforzarse por alcanzar sus metas de acondicionamiento físico.

Además, las clases grupales a menudo están dirigidas por instructores capacitados que pueden ofrecer orientación y modificaciones para asegurar que los ejercicios se realicen de manera segura y efectiva. Esto es especialmente beneficioso para aquellos que pueden tener limitaciones físicas o que son nuevos en ciertos tipos de ejercicio.

La variedad en los ejercicios también ayuda a prevenir lesiones por uso excesivo. Al trabajar diferentes grupos musculares en días distintos, se permite que ciertas partes del cuerpo descansen y se recuperen, reduciendo el riesgo de tensión y lesiones.

Esta variación también puede mejorar la condición física general, ya que el cuerpo se adapta a nuevos desafíos y se fortalece de manera más completa.

Adaptación del Ejercicio a Diferentes Capacidades

Es importante adaptar los ejercicios a las capacidades individuales y a cualquier limitación física que pueda existir. Esto puede incluir el uso de herramientas y equipos de apoyo, como bastones o andadores, para garantizar la seguridad durante las actividades físicas. Consultar a un profesional de la salud o un entrenador personal puede ser útil para diseñar un programa de ejercicio que sea seguro y efectivo.

De modo que, el ejercicio regular es esencial para una vida larga y saludable. La actividad física ayuda a mantener la movilidad, la fuerza y la salud cardiovascular, al tiempo que proporciona numerosos beneficios para la salud mental.

Ejercicios como caminar, nadar, practicar yoga y realizar entrenamientos de fuerza son altamente beneficiosos y deben ser integrados en la rutina diaria. Adoptar un enfoque equilibrado que incluya una variedad de actividades físicas puede mejorar significativamente la calidad de vida y promover una longevidad saludable.

Incorporar una variedad de ejercicios en la rutina diaria puede prevenir el aburrimiento y asegurar que se trabajen diferentes grupos musculares y capacidades físicas. Además, las actividades físicas mejoran el equilibrio y la flexibilidad, lo que es especialmente importante para reducir el riesgo de caídas en la tercera edad.

Mente Positiva

Mantener una mente positiva es igualmente crucial para una vida larga y satisfactoria. La actitud y el estado mental influyen significativamente en la salud física, creando una conexión integral entre cuerpo y mente.

Esta interrelación significa que nuestro bienestar mental puede tener un impacto directo en nuestro bienestar físico. Una perspectiva optimista puede mejorar el sistema inmunológico, reducir el estrés y aumentar la resiliencia emocional, todos factores clave para una vida prolongada y saludable.

Una mente positiva puede influir en el sistema inmunológico de varias maneras. El optimismo y la felicidad están asociados con una mayor producción de células inmunitarias, lo que fortalece nuestra capacidad para combatir infecciones y enfermedades. Este efecto inmunológico se debe en parte a la reducción del estrés, ya que el estrés crónico puede debilitar el sistema inmunológico, haciendo al cuerpo más vulnerable a enfermedades.

Reducir el estrés es otro beneficio significativo de mantener una mente positiva. Las personas optimistas tienden a manejar el estrés de manera más efectiva, lo que reduce la liberación de cortisol, la hormona del estrés.

Menos cortisol en el cuerpo significa menos inflamación y un menor riesgo de desarrollar enfermedades crónicas como la hipertensión y las enfermedades cardíacas. Además, una actitud positiva puede ayudar a mantener una presión arterial saludable y a mejorar la salud cardiovascular general.

La resiliencia emocional, o la capacidad de recuperarse de las adversidades, también se ve fortalecida por una mente positiva. Las personas optimistas son más propensas a ver los desafíos como oportunidades para el crecimiento y la mejora personal, en lugar de como obstáculos insuperables. Esta resiliencia no solo mejora la salud mental, sino que también contribuye a una vida más equilibrada y satisfactoria.

Para cultivar una mente positiva, es útil practicar la gratitud, el aprendizaje continuo y mantener conexiones sociales fuertes. Practicar la gratitud, como llevar un diario donde se anoten las cosas por las que se está agradecido cada día, puede cambiar la perspectiva de la vida y aumentar la felicidad.

Mantener una actitud de aprendizaje continuo, explorando nuevos intereses y habilidades, proporciona un sentido de propósito y realización. Establecer y mantener conexiones sociales fuertes con amigos y familiares proporciona apoyo emocional, reduce la soledad y aumenta el sentido de pertenencia.

Beneficios de una Perspectiva Optimista

Una actitud positiva puede tener efectos profundos en la salud física. Las personas con una perspectiva optimista tienden a manejar mejor el estrés, lo que puede reducir los niveles de cortisol, la hormona del estrés.

El estrés crónico está vinculado a numerosas condiciones de salud negativas, incluyendo enfermedades cardíacas, hipertensión y trastornos del sueño. Al mantener una actitud positiva, se puede reducir el riesgo de desarrollar estas enfermedades.

Además, una mente positiva puede fortalecer el sistema inmunológico. Estudios han demostrado que las personas optimistas tienen una mayor producción de células inmunitarias que combaten las infecciones, lo que mejora la capacidad del cuerpo para resistir enfermedades. Esta relación entre la mente y el sistema inmunológico subraya la importancia de una perspectiva optimista para la salud física.

Prácticas para Cultivar una Mente Positiva

Practicar la gratitud es una de las formas más efectivas de cultivar una mente positiva. Mantener un diario de gratitud, donde se anoten las cosas por las que se está agradecido cada día, puede cambiar la perspectiva de la vida y aumentar la felicidad.

Esta práctica diaria ayuda a enfocar la mente en los aspectos positivos de la vida, reduciendo la tendencia a preocuparse por lo negativo. La gratitud también puede mejorar las relaciones sociales al fomentar una mayor empatía y conexión con los demás.

Mantener una actitud de aprendizaje continuo es otra manera de cultivar una mente positiva. Aprender nuevas habilidades, explorar nuevos intereses y mantenerse curioso sobre el mundo puede proporcionar un sentido de propósito y logro. Este enfoque proactivo y curioso hacia la vida puede mejorar el bienestar emocional y mental, manteniendo la mente activa y comprometida.

Establecer conexiones sociales fuertes también es crucial para el bienestar emocional y mental. Las relaciones significativas proporcionan apoyo emocional, reducen la soledad y aumentan el sentido de pertenencia. La interacción social positiva es un componente esencial para una vida equilibrada y satisfactoria, ya que el contacto regular con amigos y familiares puede ofrecer consuelo, consejo y una red de apoyo en tiempos difíciles.

Participar en actividades comunitarias es una excelente manera de fortalecer las conexiones sociales. Estas actividades ofrecen oportunidades para interactuar con personas que comparten intereses y valores similares.

Ya sea a través de voluntariado, clubes de lectura, deportes de equipo o eventos comunitarios, estas interacciones pueden fomentar un sentido de comunidad y compromiso. Además, participar en actividades comunitarias puede proporcionar un sentido de propósito y significado, lo cual es esencial para el bienestar emocional.

Unirse a grupos de interés también es efectivo para establecer y mantener conexiones sociales. Los grupos de interés pueden incluir clubes de hobbies, grupos de ejercicio, asociaciones profesionales o cualquier organización que se alinee con los intereses personales.

Estos grupos no solo ofrecen la oportunidad de conocer a nuevas personas, sino que también permiten el desarrollo de habilidades y conocimientos en áreas específicas. La participación regular en estos grupos puede fortalecer los lazos sociales y proporcionar un sentido de pertenencia.

Mantener relaciones cercanas con amigos y familiares es igualmente importante. Las relaciones íntimas y de confianza ofrecen un soporte emocional esencial y una fuente constante de apoyo y compañía. Dedicar tiempo a las relaciones cercanas, ya sea a través de encuentros regulares, llamadas telefónicas o videollamadas, ayuda a mantener los lazos fuertes y a sentirse conectado con los seres queridos.

Las conexiones sociales también juegan un papel crucial en la salud física. Las personas con redes sociales fuertes tienden a tener mejores hábitos de salud, como una dieta equilibrada y ejercicio regular, y son menos propensas a adoptar comportamientos de riesgo. Además, el apoyo emocional de amigos y familiares puede ayudar a reducir el estrés, mejorar la resiliencia y aumentar la longevidad.

Mantener una mente positiva es crucial para una vida larga y satisfactoria. Una actitud optimista puede mejorar el sistema inmunológico, reducir el estrés y aumentar la resiliencia emocional. Practicar la gratitud, mantener una actitud de aprendizaje continuo y establecer conexiones sociales fuertes son maneras efectivas de cultivar una mente positiva.

Estas prácticas no solo mejoran la salud mental y emocional, sino que también contribuyen significativamente a la salud física, promoviendo una vida más plena y longeva.

Además, dedicar tiempo a hobbies y actividades que se disfrutan, como la jardinería, la música, la pintura o cualquier otra pasión personal, proporciona una fuente constante de alegría y satisfacción.

Integración Holística

La integración de una alimentación saludable, ejercicio regular y una mente positiva crea un enfoque holístico para una vida larga y plena. Estos tres componentes no solo funcionan de manera independiente, sino que también se refuerzan mutuamente.

Una dieta equilibrada proporciona la energía necesaria para mantenerse físicamente activo, mientras que el ejercicio regular mejora tanto la salud física como mental. Una mente positiva, a su vez, motiva a las personas a cuidar mejor de su cuerpo y a mantener hábitos saludables.

Así que, una combinación de alimentación saludable, ejercicio regular y una mente positiva es esencial para una vida larga y satisfactoria. Adoptar una dieta equilibrada rica en nutrientes, mantenerse físicamente activo y cultivar una actitud optimista son prácticas que no solo promueven la longevidad, sino que también mejoran la calidad de vida.

Este enfoque holístico permite a las personas envejecer con salud, vitalidad y felicidad, demostrando que una vida larga y plena es alcanzable con los hábitos adecuados.

Nutrición Balanceada y sus Beneficios en la Prolongación de Vida

Una nutrición balanceada es fundamental para la prolongación de la vida y el mantenimiento de una buena salud a lo largo de los años. Consumir una dieta rica en nutrientes esenciales, como vitaminas, minerales, proteínas, carbohidratos complejos y grasas saludables, es crucial para el funcionamiento óptimo del cuerpo y la prevención de enfermedades crónicas.

Las frutas y verduras, por ejemplo, son ricas en vitaminas, minerales y antioxidantes que protegen las células del daño y fortalecen el sistema inmunológico. Los antioxidantes ayudan a combatir los radicales libres, que pueden causar daño celular y contribuir al envejecimiento y al desarrollo de enfermedades. Consumir una variedad de frutas y verduras asegura que el cuerpo reciba una amplia gama de nutrientes esenciales.

Las proteínas magras, como el pollo, el pescado, las legumbres y los productos lácteos bajos en grasa, son esenciales para la reparación y el crecimiento de los tejidos, así como para el mantenimiento de la masa muscular, que tiende a disminuir con la edad. Mantener la masa muscular es crucial para la movilidad y la independencia en la vejez.

Les reiteramos, que los granos enteros, como el arroz integral, la quinoa y la avena, proporcionan fibra, que es importante para la salud digestiva y puede ayudar a mantener niveles saludables de azúcar en sangre y colesterol. La fibra también contribuye a una sensación de saciedad, lo que puede ayudar a mantener un peso saludable.

Las grasas saludables, presentes en alimentos como el aguacate, las nueces, las semillas y el aceite de oliva, son esenciales para la salud cerebral y cardiovascular. Estas grasas ayudan a reducir el colesterol LDL (malo) y a aumentar el colesterol HDL (bueno), lo que puede prevenir enfermedades cardíacas.

Reducir el consumo de azúcares añadidos, sal y grasas saturadas es igualmente importante para la salud a largo plazo. Estos componentes, comúnmente encontrados en alimentos procesados, pueden contribuir a la obesidad, la hipertensión, la diabetes tipo 2 y las enfermedades cardíacas. Limitar su ingesta puede reducir significativamente el riesgo de desarrollar estas condiciones crónicas.

Mantenerse bien hidratado también es esencial. El agua es necesaria para todas las funciones corporales, desde la digestión hasta la circulación y la regulación de la temperatura.

La deshidratación puede afectar negativamente la salud y el bienestar general, especialmente en personas mayores.

Una nutrición balanceada es crucial para la prolongación de la vida y el mantenimiento de una buena salud. Consumir una dieta rica en frutas, verduras, proteínas magras, granos enteros y grasas saludables, mientras se limita el consumo de azúcares añadidos, sal y grasas saturadas, puede prevenir enfermedades crónicas y promover una vida larga y saludable.

Estos hábitos alimenticios no solo mejoran la salud física, sino que también contribuyen a un bienestar general y a una mejor calidad de vida a lo largo de los años.

Cómo Combatir el Estrés y la Ansiedad en esta Etapa de la Vida

Combatir el estrés y la ansiedad en las etapas avanzadas de la vida es crucial para mantener una buena salud mental y física. A medida que envejecemos, enfrentamos una serie de desafíos únicos, como la pérdida de seres queridos, cambios en la salud y adaptaciones a nuevas circunstancias de vida. Estos desafíos pueden generar niveles significativos de estrés y ansiedad, afectando negativamente la calidad de vida y el bienestar general.

La pérdida de seres queridos es uno de los desafíos emocionales más difíciles de enfrentar en la vejez. La tristeza y el duelo pueden ser abrumadores y prolongados, lo que puede llevar a la ansiedad y la depresión si no se manejan adecuadamente. Es vital buscar apoyo emocional a través de amigos, familiares o grupos de apoyo, y no dudar en buscar ayuda profesional si el duelo se vuelve demasiado intenso.

Los cambios en la salud también son comunes a medida que envejecemos. Enfrentar enfermedades crónicas, disminuir la movilidad y experimentar un declive en las capacidades físicas puede ser una fuente significativa de estrés.

Mantener una comunicación abierta con los profesionales de la salud y participar activamente en el manejo de la propia salud puede ayudar a aliviar estos temores. El ejercicio regular, adaptado a las capacidades individuales, puede mejorar la salud física y mental, reduciendo el estrés y la ansiedad.

Adaptarse a nuevas circunstancias de vida, como la jubilación o la mudanza a una vivienda asistida, puede ser estresante. Estos cambios pueden alterar la rutina diaria y el sentido de propósito.

Establecer nuevas rutinas y encontrar actividades que proporcionen satisfacción y sentido de logro es crucial para mantener una buena salud mental.

Participar en actividades comunitarias, voluntariados o hobbies puede proporcionar un nuevo sentido de propósito y pertenencia.

Además, la práctica de técnicas de relajación como la meditación, el yoga y la respiración profunda puede ayudar a reducir el estrés y la ansiedad. Estas técnicas promueven la calma y la relajación, mejorando la capacidad para manejar el estrés.

La interacción social también es fundamental. Mantener conexiones con amigos y familiares, participar en actividades grupales y establecer nuevas amistades puede proporcionar apoyo emocional y reducir la sensación de soledad. La interacción social regular es esencial para el bienestar emocional y puede ayudar a mitigar los efectos negativos del estrés y la ansiedad.

Practicar la Gratitud: Practicar la gratitud es una estrategia poderosa para mejorar el bienestar emocional y aumentar la felicidad. La gratitud implica reconocer y apreciar las cosas buenas que suceden en la vida, desde los pequeños momentos cotidianos hasta los grandes logros y relaciones significativas.

Esta práctica regular puede cambiar significativamente la perspectiva de una persona, ayudándola a enfocarse en los aspectos positivos de la vida y a reducir el estrés.

Mantener un diario de gratitud es una herramienta efectiva para incorporar esta práctica en la rutina diaria. Al anotar cada día las cosas por las que se está agradecido, se puede desarrollar una mayor conciencia de las bendiciones y las experiencias positivas que a menudo se pasan por alto.

Este enfoque proactivo hacia la gratitud puede ayudar a cambiar la mentalidad de una persona, pasando de una perspectiva negativa a una más optimista y positiva.

El acto de escribir en un diario de gratitud no solo ayuda a recordar las cosas buenas que han sucedido, sino que también fortalece la capacidad de notar y apreciar más de estos momentos en el futuro.

Este hábito puede reducir significativamente los niveles de estrés, ya que enfocar la mente en lo positivo disminuye la preocupación y la ansiedad. La gratitud también puede mejorar las relaciones, ya que expresar aprecio hacia los demás fortalece los lazos sociales y fomenta una mayor conexión emocional.

Además, la práctica de la gratitud tiene beneficios comprobados para la salud mental. Estudios han demostrado que las personas que practican la gratitud regularmente experimentan niveles más bajos de depresión y ansiedad. La gratitud también está asociada con una mayor satisfacción con la vida, mejores estados de ánimo y un mayor bienestar general.

La gratitud también puede influir positivamente en la salud física. Las personas agradecidas tienden a cuidar mejor de su salud, realizando actividades como el ejercicio regular y manteniendo hábitos alimenticios saludables. Además, la reducción del estrés a través de la gratitud puede tener efectos beneficiosos en el sistema inmunológico, reduciendo el riesgo de enfermedades.

Establecer Rutinas Saludables: Establecer rutinas saludables es esencial para el bienestar general y puede ser una herramienta eficaz para reducir el estrés. Las rutinas diarias proporcionan estructura y predictibilidad, lo cual es fundamental para crear un ambiente de estabilidad y seguridad.

Cuando sabemos qué esperar de nuestro día, es más fácil manejar las tareas y responsabilidades sin sentirnos abrumados, lo que reduce significativamente los niveles de estrés.

Incluir actividades placenteras y relajantes en la rutina diaria es crucial para mantener un equilibrio saludable entre las obligaciones y el tiempo de descanso. Dedicar tiempo a hobbies que nos apasionen, como la pintura, la jardinería, la cocina o cualquier otra actividad creativa, puede ofrecer una vía de escape del estrés diario.

Estos momentos de disfrute personal permiten que la mente se relaje y se desconecte de las preocupaciones, promoviendo un estado de ánimo más positivo.

La lectura también es una excelente manera de relajarse y reducir el estrés. Leer un buen libro puede transportar nuestra mente a otros mundos, proporcionando un descanso mental y emocional de las tensiones diarias.

Además, la lectura puede mejorar la concentración y la cognición, ofreciendo beneficios tanto para la salud mental como para el desarrollo personal.

Disfrutar de la naturaleza es otra actividad altamente beneficiosa que debería formar parte de una rutina saludable. Pasar tiempo al aire libre, ya sea caminando en un parque, haciendo senderismo o simplemente sentándose en un jardín, puede tener un efecto calmante y revitalizante.

La naturaleza ofrece un entorno tranquilo que ayuda a reducir la ansiedad y a mejorar el estado de ánimo. La exposición a la luz solar también es importante para la producción de vitamina D, que juega un papel crucial en el mantenimiento de la salud ósea y el bienestar general.

Además, establecer rutinas saludables incluye la práctica de técnicas de relajación, como la meditación y el yoga.

Estas prácticas promueven la calma y la atención plena, ayudando a manejar el estrés de manera más efectiva. La meditación y el yoga no solo relajan el cuerpo, sino que también entrenan la mente para responder al estrés de una manera más equilibrada.

Alimentación Saludable: Una alimentación saludable es fundamental para mantener un estado de ánimo positivo y niveles óptimos de energía. Consumir una dieta equilibrada, rica en nutrientes esenciales, no solo beneficia la salud física, sino que también tiene un impacto significativo en la salud mental y la reducción del estrés.

Alimentos como frutas, verduras, granos enteros y proteínas magras son claves para mejorar el bienestar general.

Las frutas y verduras están cargadas de vitaminas, minerales y antioxidantes que son esenciales para el funcionamiento óptimo del cerebro y el cuerpo. Los antioxidantes, por ejemplo, ayudan a combatir el estrés oxidativo y la inflamación, que pueden contribuir a problemas de salud mental como la depresión y la ansiedad.

Además, las frutas y verduras son ricas en fibra, lo que favorece una digestión saludable y estabiliza los niveles de azúcar en sangre, evitando picos y caídas que pueden afectar el estado de ánimo.

Como dijimos antes, los granos enteros, como la avena, el arroz integral y la quinoa, proporcionan una fuente sostenida de energía debido a su contenido de carbohidratos complejos. Estos carbohidratos se descomponen lentamente, manteniendo niveles de energía estables a lo largo del día y evitando la fatiga y el letargo.

Además, los granos enteros contienen vitaminas del complejo B, que son cruciales para la salud cerebral y la producción de neurotransmisores que regulan el estado de ánimo.

Las proteínas magras, como el pollo, el pescado, los frijoles y las legumbres, son esenciales para la reparación y el crecimiento de los tejidos, así como para la producción de neurotransmisores como la serotonina y la dopamina, que son fundamentales para mantener un buen estado de ánimo.

El pescado, especialmente, es una excelente fuente de ácidos grasos omega-3, que se ha demostrado que tienen efectos positivos en la salud mental y pueden reducir los síntomas de depresión y ansiedad.

Además, una dieta equilibrada ayuda a regular los niveles de cortisol, la hormona del estrés. Al mantener estables los niveles de azúcar en sangre y proporcionar los nutrientes necesarios para el funcionamiento del cuerpo, se pueden reducir las respuestas al estrés y mejorar la resiliencia emocional.

Capítulo 7:
Secretos de las Culturas con Mayor Esperanza de Vida

Las culturas con mayor esperanza de vida alrededor del mundo han sido objeto de estudio durante décadas. Estas comunidades, a menudo denominadas "Zonas Azules", comparten ciertos hábitos y prácticas que contribuyen significativamente a su longevidad. En este capítulo, exploramos los secretos de estas culturas y cómo sus enfoques pueden ser aplicados para mejorar la calidad de vida y prolongar la longevidad.

Dieta Rica en Nutrientes

Uno de los factores comunes en las culturas con mayor esperanza de vida es una dieta rica en nutrientes. Las personas en estas comunidades consumen alimentos frescos y naturales, principalmente de origen vegetal.

Su dieta incluye una abundancia de frutas, verduras, legumbres, granos enteros y grasas saludables como las que se encuentran en el aceite de oliva y los frutos secos. Este enfoque alimenticio no solo proporciona una amplia gama de vitaminas y minerales esenciales, sino que también ofrece antioxidantes que protegen contra el daño celular y la inflamación, factores clave en la prevención de enfermedades crónicas.

Las frutas y verduras están cargadas de nutrientes vitales que fortalecen el sistema inmunológico y promueven la salud general. Los antioxidantes presentes en estos alimentos combaten los radicales libres, ayudando a prevenir el envejecimiento prematuro y reducir el riesgo de enfermedades como el cáncer y las enfermedades cardíacas. Además, las frutas y verduras son ricas en fibra, lo que mejora la digestión y ayuda a mantener un peso saludable.

Las legumbres, como los frijoles, las lentejas y los garbanzos, son una excelente fuente de proteínas vegetales y fibra, lo que ayuda a mantener niveles estables de azúcar en sangre y proporciona una sensación de saciedad duradera.

Las grasas saludables son esenciales para la función cerebral y pueden ayudar a prevenir el deterioro cognitivo asociado con la edad.

El pescado, que es una fuente común de proteínas en estas culturas, proporciona ácidos grasos omega-3, que tienen propiedades antiinflamatorias y están asociados con la reducción del riesgo de enfermedades cardíacas y mejoras en la salud mental. Estos ácidos grasos también juegan un papel importante en la protección contra el deterioro cognitivo.

Por otro lado, el consumo de carne roja es limitado en estas dietas. La carne roja, cuando se consume en exceso, está asociada con un mayor riesgo de enfermedades cardíacas y ciertos tipos de cáncer. Al optar por fuentes de proteínas más saludables, como el pescado y las legumbres, estas culturas minimizan los riesgos asociados con una alta ingesta de carne roja.

Actividad Física Regular

En las culturas longevas, la actividad física es una parte integral de la vida diaria. Sin embargo, no se trata de ejercicios extenuantes o ir al gimnasio, sino de mantenerse activo a través de tareas cotidianas y actividades recreativas. Este enfoque de movimiento regular y moderado contribuye significativamente a la salud cardiovascular y muscular.

Caminar es una de las formas más comunes de actividad física en estas culturas. Muchas personas caminan largas distancias cada día para realizar sus tareas diarias, como ir al mercado, visitar a amigos o simplemente disfrutar del entorno natural.

Caminar es una excelente forma de ejercicio aeróbico que mejora la salud cardiovascular, fortalece los músculos de las piernas y ayuda a mantener un peso saludable.

Andar en bicicleta es otra actividad popular que proporciona beneficios similares.

El ciclismo no solo mejora la resistencia y la salud cardiovascular, sino que también es una forma divertida y sostenible de transporte que reduce el estrés y promueve el bienestar mental.

Trabajar en el jardín es una actividad que muchas personas en las culturas longevas disfrutan. La jardinería no solo proporciona ejercicio físico, sino que también conecta a las personas con la naturaleza, lo cual tiene beneficios adicionales para la salud mental y emocional. Cavar, plantar, desmalezar y regar son actividades que ejercitan diferentes grupos musculares y promueven la flexibilidad y la fuerza.

Las tareas domésticas, como limpiar, cocinar y cuidar del hogar, también contribuyen a mantenerse activo. Estas actividades diarias requieren movimiento constante y esfuerzo físico, lo que ayuda a mantener el cuerpo en forma y funcional. Además, realizar tareas domésticas puede proporcionar un sentido de logro y propósito, mejorando el bienestar general.

Este enfoque natural y constante de actividad física regular no solo mantiene a las personas en forma, sino que también reduce el riesgo de enfermedades crónicas, como enfermedades cardíacas, diabetes tipo 2 y osteoporosis. Además, el movimiento moderado y regular mejora la circulación sanguínea, la función pulmonar y la salud mental, reduciendo el estrés y promoviendo una sensación de bienestar.

Conexiones Sociales Fuertes

Las conexiones sociales fuertes son un elemento clave en las comunidades con mayor esperanza de vida. Las relaciones familiares cercanas, las amistades duraderas y la participación activa en la comunidad proporcionan un sentido de pertenencia y apoyo emocional. Estas interacciones sociales no solo mejoran el bienestar mental, sino que también ayudan a reducir el estrés y la depresión, factores que pueden afectar negativamente la salud.

Las relaciones familiares cercanas son fundamentales en estas culturas. Las familias a menudo viven juntas o cerca unas de otras, lo que facilita el apoyo mutuo y la cohesión familiar. Los miembros de la familia se cuidan entre sí, comparten responsabilidades y celebran juntos los logros y los eventos importantes. Este entorno de apoyo proporciona una red de seguridad emocional y reduce la sensación de soledad.

Las amistades duraderas también juegan un papel crucial. Los amigos ofrecen compañía, comprensión y consuelo en tiempos difíciles. Mantener amistades a lo largo de los años fortalece la resiliencia emocional y proporciona una fuente constante de alegría y apoyo. Estas relaciones cercanas son vitales para un envejecimiento saludable, ya que promueven la felicidad y el bienestar general.

La participación activa en la comunidad es otro aspecto importante de las conexiones sociales fuertes. Participar en actividades comunitarias, como eventos culturales, grupos de voluntariado y actividades recreativas, ayuda a crear un sentido de pertenencia y propósito.

Las comunidades cohesionadas fomentan la interacción social y el apoyo mutuo, lo que mejora la calidad de vida de sus miembros.

Estas interacciones sociales tienen un impacto positivo significativo en la salud mental. El apoyo emocional que proviene de las relaciones cercanas y la comunidad puede reducir los niveles de estrés y la incidencia de la depresión. Sentirse parte de una red de apoyo sólido proporciona seguridad emocional y mejora la capacidad de enfrentar los desafíos de la vida.

Además, las conexiones sociales fuertes pueden tener beneficios directos para la salud física. Las personas que están socialmente conectadas tienden a tener hábitos de vida más saludables, como una mejor dieta y niveles más altos de actividad física. También tienen una mayor probabilidad de seguir recomendaciones médicas y cuidar mejor de su salud.

Propósito de Vida

Tener un propósito de vida claro y significativo es otro factor común en las zonas azules. Las personas en estas comunidades a menudo tienen metas y roles que les proporcionan un sentido de propósito, ya sea a través del trabajo, la familia, el voluntariado o el cuidado de otros.

Este sentido de propósito se ha asociado con una mayor longevidad y una mejor calidad de vida, ya que motiva a las personas a mantenerse activas y comprometidas con la vida.

En las zonas azules, muchos individuos encuentran propósito en sus actividades diarias y en su contribución a la comunidad. Por ejemplo, los ancianos a menudo asumen roles importantes en la familia, como cuidar a los nietos, transmitir conocimientos y valores culturales, o participar en actividades comunitarias. Estos roles no solo proporcionan un sentido de utilidad y pertenencia, sino que también fomentan la interacción social y el apoyo emocional.

El voluntariado es otra fuente significativa de propósito. Participar en actividades de voluntariado permite a las personas sentirse útiles y contribuir al bienestar de los demás.

Este acto de dar y ayudar puede mejorar la autoestima y proporcionar una gran satisfacción personal. Además, el voluntariado ofrece oportunidades para establecer nuevas conexiones sociales y mantener una vida social activa.

El trabajo, ya sea remunerado o no, también juega un papel crucial en proporcionar propósito. Muchas personas en las zonas azules continúan trabajando en sus ocupaciones o negocios, no necesariamente por necesidad financiera, sino por el sentido de realización y rutina que el trabajo proporciona.

Esta continuidad en el trabajo ayuda a mantener la mente activa y a evitar el sentimiento de inutilidad que a veces puede acompañar a la jubilación.

El cuidado de otros, como familiares enfermos o vecinos necesitados, también proporciona un fuerte sentido de propósito. Estas responsabilidades fomentan el sentido de deber y conexión emocional, lo que puede ser muy gratificante y fortalecer el sentido de comunidad.

Los estudios han demostrado que tener un propósito de vida está asociado con una mejor salud mental y física. Las personas que tienen metas claras y un sentido de propósito tienden a experimentar menos estrés y ansiedad, y muestran una mayor resiliencia emocional.

Además, están más motivadas para mantener hábitos de vida saludables, como hacer ejercicio regularmente, comer de manera equilibrada y seguir las recomendaciones médicas.

Manejo del Estrés

Las culturas con mayor esperanza de vida también practican diversas técnicas para manejar el estrés. La meditación, la oración, el yoga y las siestas cortas son algunas de las prácticas que ayudan a reducir los niveles de estrés y promover la relajación. Mantener bajos niveles de estrés es crucial para la salud general, ya que el estrés crónico puede llevar a diversas enfermedades y afecciones de salud mental.

La meditación es una práctica común en estas culturas, conocida por sus efectos calmantes sobre la mente y el cuerpo.

Al enfocar la atención en la respiración o en un mantra, la meditación ayuda a despejar la mente de pensamientos intrusivos y preocupaciones, promoviendo un estado de calma y claridad mental. Esta práctica regular puede reducir significativamente los niveles de cortisol, la hormona del estrés, mejorando el bienestar emocional y físico.

La oración es otra técnica utilizada para manejar el estrés. Independientemente de la religión o creencia, la oración ofrece un momento de introspección y conexión espiritual. Este acto de fe y esperanza puede proporcionar consuelo y paz interior, ayudando a las personas a enfrentar los desafíos diarios con una actitud más positiva y serena.

El yoga combina posturas físicas, técnicas de respiración y meditación, proporcionando una práctica integral para reducir el estrés. Las posturas de yoga estiran y fortalecen el cuerpo, mientras que las técnicas de respiración y meditación calman la mente. El yoga mejora la flexibilidad, el equilibrio y la fuerza, al mismo tiempo que reduce la ansiedad y el estrés.

Las siestas cortas, también son comunes en las culturas longevas. Tomar una siesta breve durante el día puede rejuvenecer el cuerpo y la mente, mejorando el estado de alerta y el rendimiento cognitivo. Estas siestas ayudan a reducir la fatiga y el estrés acumulado, proporcionando una pausa revitalizante en la jornada diaria.

Además, mantener bajos niveles de estrés es esencial para la prevención de enfermedades. El estrés crónico está asociado con una variedad de problemas de salud, como enfermedades cardíacas, hipertensión, diabetes, depresión y ansiedad.

Las técnicas de manejo del estrés no solo mejoran la salud mental, sino que también fortalecen el sistema inmunológico y promueven una mejor salud física en general.

Consumo Moderado de Alcohol

En muchas de las culturas con mayor esperanza de vida, el consumo de alcohol es moderado y se realiza de manera social. El vino tinto, en particular, es común en algunas zonas azules y se consume con moderación durante las comidas. Esta práctica, junto con una dieta saludable, puede tener beneficios para la salud cardiovascular.

El consumo moderado de vino tinto está asociado con varios beneficios para la salud. El vino tinto contiene antioxidantes como los polifenoles, y en especial el resveratrol, que tienen propiedades cardioprotectoras.

Estos antioxidantes ayudan a reducir la inflamación, mejorar la función endotelial y aumentar los niveles de colesterol HDL (bueno), todo lo cual contribuye a la salud cardiovascular. El resveratrol también ha sido estudiado por sus potenciales efectos antienvejecimiento y su capacidad para proteger las células del daño.

Además, el consumo de alcohol en un contexto social puede ofrecer beneficios emocionales y psicológicos. Compartir una copa de vino durante una comida en compañía de familiares y amigos puede fortalecer los lazos sociales, promover la relajación y reducir el estrés.

La interacción social regular es crucial para el bienestar emocional y puede ayudar a prevenir la soledad y la depresión, factores que pueden afectar negativamente la salud general.

Es importante destacar que el consumo de alcohol debe ser moderado para obtener estos beneficios. La moderación generalmente se define como una copa de vino al día para las mujeres y hasta dos copas al día para los hombres. El consumo excesivo de alcohol puede tener efectos adversos significativos en la salud, incluyendo un mayor riesgo de enfermedades hepáticas, hipertensión, ciertos tipos de cáncer y trastornos mentales.

La moderación en el consumo de alcohol, especialmente el vino tinto, es una práctica que se combina con otros hábitos saludables en las culturas longevas. Junto con una dieta rica en frutas, verduras, granos enteros y proteínas magras, así como una vida activa y socialmente conectada, el consumo moderado de vino tinto puede contribuir a una mayor longevidad y una mejor calidad de vida.

La Importancia de la Comunidad y la Familia

La comunidad y la familia son pilares fundamentales en las culturas con mayor esperanza de vida, desempeñando un papel crucial en el bienestar emocional, mental y físico de las personas. Estas relaciones no solo proporcionan apoyo emocional y un sentido de pertenencia, sino que también contribuyen significativamente a la longevidad y a una mejor calidad de vida.

Las relaciones familiares cercanas son esenciales para el bienestar. En muchas de las Zonas Azules, las familias suelen vivir juntas o cerca unas de otras, facilitando el apoyo mutuo. Este entorno cohesivo permite a los miembros de la familia cuidar unos de otros, compartir responsabilidades y celebrar juntos los momentos importantes.

Este apoyo emocional reduce el estrés y la soledad, factores que pueden tener un impacto negativo en la salud. Además, la interacción con diferentes generaciones dentro de la familia fomenta un sentido de propósito y continuidad, especialmente para los ancianos.

La Importancia de la Comunidad en la Longevidad

La comunidad juega un papel crucial en la longevidad, especialmente en las Zonas Azules. Las personas en estas regiones participan activamente en la vida comunitaria, ya sea a través de actividades religiosas, eventos sociales o grupos de voluntariado. Esta participación crea un fuerte sentido de pertenencia y conexión con otros, lo que es esencial para la salud mental.

Sentirse parte de una comunidad proporciona una red de apoyo social que puede ayudar en tiempos de necesidad, ofreciendo consuelo y asistencia práctica. Esta red de apoyo es vital para enfrentar los desafíos de la vida, desde problemas de salud hasta crisis emocionales.

La solidaridad y el apoyo mutuo en las comunidades cohesionadas proporcionan un entorno seguro y confiable donde los individuos pueden compartir sus preocupaciones y recibir ayuda cuando lo necesitan.

Las actividades comunitarias, como las reuniones religiosas, fortalecen los lazos entre los miembros de la comunidad. Estas reuniones no solo proporcionan un espacio para la adoración y la reflexión espiritual, sino que también facilitan la interacción social regular.

Las personas se conectan, comparten experiencias y encuentran consuelo en la compañía de otros que comparten sus creencias y valores. Esta interacción social regular es fundamental para mantener una salud mental óptima y reducir el riesgo de depresión y ansiedad.

Los eventos sociales, como festivales, celebraciones y reuniones familiares, también juegan un papel importante en la construcción de una comunidad fuerte. Estos eventos proporcionan oportunidades para que las personas se reúnan, celebren y disfruten del tiempo juntos. Estas interacciones fortalecen los lazos sociales y crean recuerdos compartidos, lo que aumenta el sentido de pertenencia y cohesión dentro de la comunidad.

Los Grupos de Voluntariado en las Zonas Azules

Los grupos de voluntariado son otra forma en que las personas en las "Zonas Azules" participan activamente en sus comunidades. Las Zonas Azules son regiones del mundo identificadas por el investigador Dan Buettner, donde las personas viven significativamente más tiempo y con mejor salud que el promedio global. Estas áreas incluyen Okinawa en Japón, Cerdeña en Italia, Loma Linda en California, Nicoya en Costa Rica y la isla de Icaria en Grecia.

Los grupos de voluntariado son una forma fundamental en que las personas en las Zonas Azules participan activamente en sus comunidades. Este compromiso no solo enriquece la vida de los voluntarios al proporcionarles un sentido de propósito y satisfacción, sino que también fortalece la comunidad al crear redes de apoyo y promover la cohesión social.

Estos factores contribuyen significativamente a la longevidad y al bienestar general, demostrando que el voluntariado es una práctica valiosa para vivir una vida larga, saludable y plena.

El voluntariado no solo proporciona un sentido de propósito y satisfacción personal, sino que también fortalece las redes sociales. Ayudar a los demás crea un ciclo de reciprocidad y apoyo mutuo, lo que contribuye a una comunidad más fuerte y saludable.

La interacción social regular fortalece las relaciones interpersonales y fomenta el bienestar emocional. Las conexiones sociales significativas pueden reducir el riesgo de depresión y ansiedad, mejorando así la salud mental. Además, las comunidades cohesionadas a menudo promueven hábitos de vida saludables, como la actividad física regular y una dieta equilibrada, mediante actividades grupales y el intercambio de conocimientos.

Capítulo 8:
Transformando la Edad en Sabiduría y Bienestar

A medida que envejecemos, la experiencia y el conocimiento acumulados a lo largo de los años pueden transformarse en sabiduría y bienestar. Este capítulo explora cómo aprovechar las lecciones de la vida para enriquecer nuestra salud mental y emocional, y cómo la edad puede convertirse en una fuente de fortaleza y satisfacción personal.

Aceptar el envejecimiento con una actitud positiva es fundamental para transformar la edad en sabiduría y bienestar. En lugar de ver la vejez como un período de declive, es importante reconocer y celebrar las oportunidades que trae consigo.

La edad puede ser una etapa de autodescubrimiento, crecimiento personal y realización de sueños y metas que no se pudieron alcanzar en etapas anteriores de la vida.

Una actitud positiva hacia el envejecimiento comienza con la aceptación de los cambios inevitables que vienen con el paso del tiempo. En lugar de resistirse a estos cambios, es útil verlos como una parte natural del ciclo de vida.

Esta aceptación puede reducir el estrés y la ansiedad asociados con el envejecimiento, permitiendo a las personas concentrarse en lo positivo. Además, aceptar la edad con gracia puede mejorar la autoestima y la confianza, contribuyendo a una mejor salud mental.

La vejez ofrece una oportunidad única para el auto-descubrimiento. Con más tiempo disponible y menos responsabilidades laborales o familiares, es posible explorar nuevas pasiones, hobbies e intereses.

Esta etapa de la vida permite a las personas dedicarse a actividades que les traen alegría y satisfacción, lo que puede enriquecer su sentido de propósito y realización personal. Aprender algo nuevo, como tocar un instrumento, pintar, o incluso viajar, puede ser extremadamente gratificante y mantener la mente activa.

El crecimiento personal también es un aspecto clave del envejecimiento positivo. Reflexionar sobre las experiencias pasadas y aprender de ellas puede proporcionar una mayor comprensión de uno mismo y de los demás.

Este proceso de reflexión y aprendizaje continuo puede fortalecer la resiliencia y la sabiduría, permitiendo a las personas enfrentar los desafíos con una perspectiva más equilibrada y madura.

La realización de sueños y metas es otra dimensión importante. Muchas personas encuentran en la vejez el tiempo y la libertad para perseguir objetivos que dejaron de lado en etapas anteriores de la vida.

Ya sea escribir un libro, iniciar un pequeño negocio, o dedicarse al voluntariado, alcanzar estas metas puede proporcionar un sentido profundo de logro y satisfacción. Este enfoque no solo mejora la calidad de vida, sino que también fomenta una actitud proactiva y optimista hacia el futuro.

En general, aceptar el envejecimiento con positividad es esencial para transformar la edad en una fuente de sabiduría y bienestar.

Al reconocer y celebrar las oportunidades que trae consigo, como el autodescubrimiento, el crecimiento personal y la realización de sueños y metas, se puede vivir una vejez plena y enriquecedora.

Esta actitud positiva no solo mejora la salud mental y emocional, sino que también contribuye a una vida más satisfactoria y significativa.

La Sabiduría de la Experiencia

Con los años, acumulamos una riqueza de experiencias que nos brindan una perspectiva única y valiosa. Esta sabiduría, forjada a través de las vivencias, triunfos y desafíos de la vida, es un recurso inestimable que puede ser utilizado para tomar decisiones más informadas y para ayudar a otros.

La experiencia nos enseña lecciones importantes sobre la vida, las relaciones y nosotros mismos, proporcionando una base sólida para la toma de decisiones y la resolución de problemas.

La sabiduría acumulada nos permite ver las situaciones desde múltiples ángulos y considerar las consecuencias a largo plazo de nuestras acciones. Esto nos ayuda a tomar decisiones más equilibradas y reflexivas.

Además, la experiencia nos enseña a ser más pacientes y resilientes, cualidades esenciales para enfrentar los desafíos con una actitud positiva y proactiva.

Ayudar a otros a través del consejo y la mentoría es una manera poderosa de utilizar nuestra sabiduría. Compartir nuestras experiencias y conocimientos con las generaciones más jóvenes no solo fortalece los lazos intergeneracionales, sino que también proporciona un sentido de propósito y contribución.

Ser un mentor puede ser increíblemente gratificante, ya que vemos cómo nuestras lecciones y consejos pueden tener un impacto positivo en la vida de los demás. Esta interacción también nos mantiene mentalmente activos y socialmente conectados.

La mentoría y el consejo permiten transmitir valores, tradiciones y habilidades que pueden haberse perdido con el tiempo.

Esto no solo preserva la cultura y la historia, sino que también empodera a las nuevas generaciones con herramientas y conocimientos prácticos para enfrentar sus propios desafíos. Los jóvenes pueden beneficiarse enormemente de la sabiduría de aquellos que han vivido más tiempo, aprendiendo a evitar errores comunes y a tomar decisiones más sabias.

Compartir nuestras experiencias también nos brinda la oportunidad de reflexionar sobre nuestras propias vidas. Esta reflexión puede conducir a una mayor autocomprensión y crecimiento personal, permitiéndonos continuar desarrollándonos y adaptándonos, incluso en la vejez.

Al contar nuestras historias, reforzamos nuestras propias lecciones aprendidas y mantenemos viva nuestra memoria.

Mantenerse Mentalmente Activo

Mantenerse mentalmente activo es esencial para el bienestar en la vejez. Involucrarse en actividades que estimulen el cerebro, como la lectura, los juegos de lógica, el aprendizaje de nuevas habilidades o idiomas, y la participación en debates y discusiones, puede mejorar la función cognitiva y reducir el riesgo de deterioro mental.

La neuroplasticidad, o la capacidad del cerebro para adaptarse y formar nuevas conexiones, persiste a lo largo de la vida, lo que permite seguir creciendo y desarrollándose intelectualmente.

La lectura es una actividad que no solo entretiene, sino que también mantiene el cerebro activo. Leer libros, artículos o revistas desafía al cerebro a procesar nueva información, mejorar el vocabulario y estimular la imaginación. Esta actividad regular puede ayudar a mantener y mejorar las habilidades cognitivas, y proporcionar una forma de relajación y escape del estrés diario.

Los juegos de lógica, como los rompecabezas, el ajedrez o los sudokus, también son excelentes para mantener la mente afilada. Estos juegos requieren pensamiento crítico, resolución de problemas y estrategias, lo que puede fortalecer las conexiones neuronales y mejorar la memoria y la concentración.

Participar en estos desafíos mentales de manera regular puede retrasar el deterioro cognitivo y promover la agilidad mental.

El aprendizaje de nuevas habilidades o idiomas es otra forma efectiva de mantener la mente activa. Ya sea tomar una clase de cocina, aprender a tocar un instrumento musical o estudiar un nuevo idioma, estas actividades desafían al cerebro a adaptarse y aprender, fomentando la neuroplasticidad.

Este proceso no solo es beneficioso para la salud mental, sino que también puede proporcionar un sentido de logro y satisfacción personal.

La participación en debates y discusiones también es crucial para la salud mental. Interactuar con otros en conversaciones significativas y compartir diferentes puntos de vista puede mejorar las habilidades de comunicación y pensamiento crítico.

Además, estas interacciones sociales pueden proporcionar una red de apoyo emocional y reducir la sensación de soledad, lo cual es vital para el bienestar emocional.

Mantenerse mentalmente activo también está relacionado con una menor incidencia de enfermedades neurodegenerativas como el Alzheimer. La estimulación cognitiva constante puede ayudar a mantener las funciones cerebrales y retrasar los síntomas de deterioro cognitivo.

Además, mantenerse activo mentalmente puede mejorar la calidad del sueño y reducir el estrés, lo que contribuye a una mejor salud general.

De modo que, mantenerse mentalmente activo es esencial para el bienestar en la vejez. Participar en actividades que estimulen el cerebro, como la lectura, los juegos de lógica, el aprendizaje de nuevas habilidades o idiomas, y la participación en debates y discusiones, puede mejorar la función cognitiva y reducir el riesgo de deterioro mental.

La neuroplasticidad permite que el cerebro siga creciendo y desarrollándose intelectualmente, proporcionando beneficios significativos para la salud mental y emocional.

Cuidado del Cuerpo y la Mente

El cuidado del cuerpo y la mente es crucial para transformar la edad en bienestar. Mantener una dieta equilibrada, hacer ejercicio regularmente y practicar técnicas de relajación, como la meditación y el yoga, contribuye a una salud física y mental óptima.

El bienestar emocional también es importante; cuidar de nuestras emociones, buscar apoyo cuando sea necesario y mantener una actitud de gratitud y optimismo puede mejorar significativamente nuestra calidad de vida.

La Importancia de las Relaciones

Las relaciones significativas juegan un papel vital en el bienestar durante la vejez. Mantener conexiones sociales fuertes con familiares, amigos y la comunidad proporciona apoyo emocional y reduce la soledad. Participar en actividades sociales, voluntariados y grupos de interés puede crear un sentido de pertenencia y propósito.

Aprender y Adaptarse

La capacidad de aprender y adaptarse es crucial a medida que envejecemos. Estar abierto a nuevas experiencias y dispuesto a adaptarse a los cambios en nuestras circunstancias puede mejorar nuestra resiliencia y bienestar.

La flexibilidad y la disposición para abrazar lo nuevo nos permiten seguir creciendo y disfrutando de la vida a lo largo de los años.

Aprender nuevas habilidades o adquirir conocimientos en diversas áreas mantiene el cerebro activo y promueve la neuroplasticidad, la capacidad del cerebro para adaptarse y formar nuevas conexiones.

Esta adaptabilidad cerebral es esencial para mantener la función cognitiva y prevenir el deterioro mental. Tomar cursos, leer sobre temas desconocidos, aprender a usar nuevas tecnologías o incluso dominar un nuevo pasatiempo son formas efectivas de seguir aprendiendo y desafiando nuestra mente.

La adaptación es igualmente importante. La vida está llena de cambios, especialmente a medida que envejecemos. Estos cambios pueden incluir la jubilación, la pérdida de seres queridos, cambios en la salud y modificaciones en nuestras capacidades físicas.

La capacidad de adaptarse a estas nuevas realidades es fundamental para mantener una actitud positiva y proactiva. En lugar de resistir estos cambios, aceptarlos y buscar formas de ajustar nuestras vidas para enfrentar estos nuevos desafíos puede mejorar significativamente nuestra calidad de vida.

La flexibilidad mental nos permite ver los cambios como oportunidades en lugar de obstáculos.

Esta perspectiva positiva no solo reduce el estrés, sino que también nos abre a nuevas experiencias que pueden enriquecer nuestra vida. Por ejemplo, la jubilación puede ser vista no como el fin de una etapa, sino como el comienzo de otra, llena de posibilidades para explorar intereses y pasiones que antes no se podían perseguir por falta de tiempo.

Mantener una mentalidad abierta y estar dispuesto a adaptarse también fomenta la resiliencia. La resiliencia es la capacidad de recuperarse de las adversidades y continuar avanzando.

Las personas resilientes no solo enfrentan mejor los desafíos, sino que también encuentran formas de crecer a partir de ellos. Esta capacidad de adaptación y aprendizaje continuo fortalece nuestra salud mental y emocional, permitiéndonos disfrutar de una vida plena y satisfactoria.

Además, la adaptabilidad y el aprendizaje continuo pueden mejorar nuestras relaciones sociales. Participar en nuevas actividades y aprender nuevas habilidades nos conecta con personas que comparten nuestros intereses, lo que fortalece nuestros vínculos sociales y nos proporciona un sentido de comunidad.

Transformar la Edad en Sabiduría y Bienestar

Transformar la edad en sabiduría y bienestar implica adoptar una serie de enfoques que pueden convertir la vejez en una etapa de vida plena y enriquecedora.

Estos enfoques incluyen aceptar el envejecimiento con positividad, utilizar la sabiduría de la experiencia, mantenerse mentalmente activo, cuidar del cuerpo y la mente, cultivar relaciones significativas y estar dispuesto a aprender y adaptarse.

Aceptar el envejecimiento con una actitud positiva es fundamental. En lugar de ver la vejez como un período de declive, es importante reconocer las oportunidades que trae consigo.

Esta etapa puede ser un tiempo de autodescubrimiento, crecimiento personal y realización de sueños que quizás no se pudieron alcanzar en etapas anteriores de la vida. Aceptar los cambios naturales del envejecimiento con gracia y optimismo reduce el estrés y mejora la autoestima, contribuyendo a una mejor calidad de vida.

La sabiduría acumulada a lo largo de los años es un recurso invaluable. Utilizar esta sabiduría para tomar decisiones informadas y para ayudar a otros a través del consejo y la mentoría no solo fortalece los lazos intergeneracionales, sino que también proporciona un sentido de propósito y contribución.

Compartir experiencias con las generaciones más jóvenes puede ser increíblemente gratificante y mantenernos mentalmente activos y socialmente conectados.

Mantenerse mentalmente activo es esencial para el bienestar en la vejez. Involucrarse en actividades que estimulen el cerebro, como la lectura, los juegos de lógica, el aprendizaje de nuevas habilidades o idiomas, y la participación en debates y discusiones, puede mejorar la función cognitiva y reducir el riesgo de deterioro mental.

La neuroplasticidad permite que el cerebro siga creciendo y desarrollándose intelectualmente, lo que es crucial para mantener la agudeza mental.

Cuidar del cuerpo y la mente es igualmente importante. Mantener una dieta equilibrada, hacer ejercicio regularmente y practicar técnicas de relajación como la meditación y el yoga contribuye a una salud física y mental óptima.

El bienestar emocional también es crucial; cuidar de nuestras emociones, buscar apoyo cuando sea necesario y mantener una actitud de gratitud y optimismo puede mejorar significativamente nuestra calidad de vida.

Cultivar relaciones significativas es vital.

Mantener conexiones sociales fuertes con familiares, amigos y la comunidad proporciona apoyo emocional y reduce la soledad. Participar en actividades sociales, voluntariados y grupos de interés puede crear un sentido de pertenencia y propósito, lo cual es esencial para un envejecimiento saludable.

Finalmente, estar dispuesto a aprender y adaptarse es clave. La capacidad de aprender nuevas habilidades y adaptarse a los cambios en nuestras circunstancias mejora nuestra resiliencia y bienestar. La flexibilidad y la disposición para abrazar lo nuevo nos permiten seguir creciendo y disfrutando de la vida a lo largo de los años.

Aceptar el Envejecimiento con Positividad

Aceptar el envejecimiento con una actitud positiva es fundamental para transformar esta etapa de la vida en una experiencia enriquecedora y plena.

En lugar de ver la vejez como un período de declive, debemos reconocer las oportunidades únicas que trae consigo. Esta etapa puede ser un tiempo de autodescubrimiento, crecimiento personal y realización de sueños que quizás no se pudieron alcanzar en etapas anteriores de la vida.

Aceptar los cambios naturales del envejecimiento con gracia y optimismo reduce el estrés y mejora la autoestima. Al enfocarnos en lo positivo y adoptar una mentalidad de gratitud, podemos experimentar una mayor satisfacción y felicidad.

Esta actitud positiva puede influir en nuestra salud mental y emocional, permitiéndonos enfrentar los desafíos con una perspectiva más equilibrada y resiliente.

El envejecimiento trae consigo la oportunidad de reflexionar sobre nuestras vidas y aprender de nuestras experiencias. Este proceso de autodescubrimiento puede ayudarnos a comprender mejor nuestros valores, intereses y pasiones.

Con menos responsabilidades laborales y familiares, muchas personas encuentran que la vejez es un momento ideal para dedicarse a hobbies, actividades recreativas y proyectos que les apasionan. Este enfoque en el crecimiento personal puede proporcionar un sentido renovado de propósito y realización.

Además, la vejez puede ser un tiempo para la realización de sueños y metas postergadas. Sin las limitaciones de las responsabilidades laborales y familiares, podemos dedicar tiempo y energía a perseguir nuestros intereses y ambiciones.

Ya sea aprender un nuevo idioma, viajar a destinos deseados, escribir un libro o desarrollar una nueva habilidad, la vejez ofrece la libertad para explorar y experimentar.

Aceptar el envejecimiento también implica adaptarse a los cambios físicos y emocionales que conlleva. Mantener una actitud positiva hacia estos cambios, en lugar de resistirlos, puede ayudarnos a manejar mejor las transiciones. Practicar la gratitud por lo que aún podemos hacer y buscar soluciones creativas para los desafíos que enfrentamos puede mejorar nuestra calidad de vida.

Utilizar la Sabiduría de la Experiencia

Con los años, acumulamos una riqueza de experiencias que nos brindan una perspectiva única y valiosa. Esta sabiduría, obtenida a través de vivencias diversas y desafíos superados, puede ser utilizada de manera constructiva para tomar decisiones más informadas y para ayudar a otros.

La sabiduría de la experiencia no solo nos beneficia a nivel personal, sino que también tiene el potencial de impactar positivamente en nuestras comunidades y en las generaciones más jóvenes.

Tomar decisiones más informadas es una de las principales ventajas de la sabiduría acumulada. La experiencia nos enseña a evaluar situaciones con una mayor profundidad y a considerar múltiples perspectivas antes de actuar.

Este enfoque reflexivo y equilibrado puede conducir a mejores resultados y a una vida más equilibrada. Además, la sabiduría nos ayuda a anticipar posibles consecuencias y a manejar mejor las incertidumbres de la vida, lo que puede reducir el estrés y aumentar la confianza en nuestras decisiones.

Compartir nuestras experiencias con las generaciones más jóvenes fortalece los lazos intergeneracionales y nos proporciona un sentido de propósito y contribución. Actuar como mentores y consejeros permite a los jóvenes aprender de nuestros éxitos y errores, lo que puede guiar sus decisiones y facilitar su crecimiento personal y profesional.

Esta transmisión de conocimientos y valores no solo enriquece a los más jóvenes, sino que también nos brinda una satisfacción profunda al saber que nuestras experiencias tienen un impacto duradero.

La mentoría es una forma poderosa de utilizar la sabiduría de la experiencia. Ofrecer orientación y apoyo a través del consejo no solo ayuda a los demás, sino que también nos mantiene mentalmente activos y socialmente conectados. La interacción con las generaciones más jóvenes nos expone a nuevas ideas y perspectivas, lo que puede revitalizar nuestra propia visión del mundo y mantenernos actualizados en un entorno en constante cambio.

Además, la sabiduría de la experiencia nos enseña a valorar lo que realmente importa en la vida. A menudo, aprendemos que las relaciones, la salud y el bienestar emocional son más valiosos que las posesiones materiales. Este conocimiento nos permite vivir de manera más consciente y enfocada, buscando el equilibrio y la felicidad en las cosas sencillas y significativas.

Mantenerse Mentalmente Activo

Mantenerse mentalmente activo es esencial para el bienestar en la vejez. A medida que envejecemos, es crucial estimular el cerebro para mantener y mejorar la función cognitiva, lo que puede reducir el riesgo de deterioro mental. Involucrarse en actividades que desafíen y estimulen la mente puede tener beneficios significativos para la salud cerebral.

La lectura es una de las formas más accesibles y efectivas de mantener la mente activa. Leer libros, artículos o revistas no solo proporciona entretenimiento y conocimiento, sino que también estimula la imaginación y mejora las habilidades de comprensión y vocabulario. La lectura regular puede ayudar a mantener la agudeza mental y a prevenir el deterioro cognitivo.

Los juegos de lógica, como los rompecabezas, el ajedrez y los sudokus, son excelentes para desafiar la mente. Estos juegos requieren pensamiento crítico, estrategias y resolución de problemas, lo que fortalece las conexiones neuronales. Participar en estos desafíos mentales de manera regular puede mejorar la memoria, la concentración y la agilidad mental, manteniendo el cerebro en forma.

El aprendizaje de nuevas habilidades o idiomas es otra forma poderosa de mantener la mente activa.

Tomar cursos, aprender a tocar un instrumento musical o estudiar un nuevo idioma exige que el cerebro se adapte y forme nuevas conexiones neuronales. Este proceso de neuroplasticidad, la capacidad del cerebro para adaptarse y cambiar, persiste a lo largo de la vida y permite un crecimiento intelectual continuo.

La participación en debates y discusiones también es crucial para la salud mental. Interactuar con otros, compartir ideas y participar en conversaciones significativas fomenta el pensamiento crítico y la comunicación efectiva.

Además, estas interacciones sociales proporcionan una red de apoyo emocional y reducen la soledad, lo que es vital para el bienestar emocional.

Además de estas actividades específicas, es importante mantener una actitud de curiosidad y disposición para aprender. La mentalidad de "aprendizaje continuo" ayuda a mantener la mente abierta y flexible, lo que puede mejorar la resiliencia mental y la capacidad para enfrentar los desafíos.

Mantenerse mentalmente activo también está relacionado con una mejor salud física. La estimulación cognitiva puede mejorar la calidad del sueño, reducir el estrés y promover una sensación general de bienestar.

Las personas que mantienen una mente activa tienden a tener un mejor control sobre su salud y están más motivadas para adoptar hábitos de vida saludables.

Cuidar del Cuerpo y la Mente

El cuidado del cuerpo y la mente es crucial para una vida plena y saludable. Mantener una dieta equilibrada, hacer ejercicio regularmente y practicar técnicas de relajación contribuye a una salud física y mental óptima.

El bienestar emocional también juega un papel esencial en la calidad de vida, por lo que es importante cuidar de nuestras emociones y mantener una actitud de gratitud y optimismo.

Una dieta equilibrada proporciona los nutrientes necesarios para mantener el cuerpo en buen estado. Consumir una variedad de alimentos ricos en vitaminas, minerales, proteínas magras, carbohidratos complejos y grasas saludables ayuda a prevenir enfermedades crónicas y a mantener niveles de energía estables.

Frutas, verduras, granos enteros, legumbres y fuentes de proteínas como el pescado y el pollo son fundamentales en una dieta saludable. Además, la hidratación adecuada es vital para el funcionamiento óptimo del organismo.

El ejercicio regular es otro componente esencial del cuidado del cuerpo y la mente. La actividad física mejora la salud cardiovascular, fortalece los músculos y los huesos, y ayuda a mantener un peso saludable.

Ejercicios como caminar, nadar, andar en bicicleta y practicar yoga son beneficiosos no solo para la salud física, sino también para la salud mental. El ejercicio libera endorfinas, conocidas como las hormonas de la felicidad, que mejoran el estado de ánimo y reducen el estrés.

Practicar técnicas de relajación, como la meditación y el yoga, también es crucial para el bienestar general. La meditación ayuda a calmar la mente, reducir la ansiedad y mejorar la concentración.

El yoga combina posturas físicas con técnicas de respiración y meditación, proporcionando un enfoque integral para reducir el estrés y mejorar la flexibilidad y la fuerza. Estas prácticas promueven una conexión más profunda entre el cuerpo y la mente, ayudando a mantener un equilibrio saludable.

El bienestar emocional es igualmente importante. Cuidar de nuestras emociones implica reconocer y aceptar nuestros sentimientos, buscar apoyo cuando sea necesario y practicar la autocompasión. Mantener una actitud de gratitud y optimismo puede mejorar significativamente nuestra calidad de vida.

Practicar la gratitud, por ejemplo, nos ayuda a enfocarnos en los aspectos positivos de la vida y a apreciar lo que tenemos, lo cual puede aumentar la felicidad y reducir el estrés.

Mantener relaciones sociales significativas también es vital para el bienestar emocional. Conectar con amigos y familiares, participar en actividades comunitarias y mantener una vida social activa proporciona apoyo emocional y reduce la sensación de soledad.

Cultivar Relaciones Significativas

Cultivar relaciones significativas es vital para el bienestar durante la vejez. Mantener conexiones sociales fuertes con familiares, amigos y la comunidad proporciona apoyo emocional y reduce la soledad. Estas relaciones enriquecen nuestra vida y nos ayudan a enfrentar los desafíos con mayor resiliencia y optimismo.

Las relaciones familiares cercanas son fundamentales. Las familias a menudo proporcionan una red de apoyo emocional que es crucial en tiempos de necesidad.

Compartir tiempo con hijos, nietos y otros familiares no solo fortalece los lazos, sino que también brinda un sentido de propósito y pertenencia.

Las celebraciones familiares, las reuniones regulares y las actividades compartidas son oportunidades para reforzar estas conexiones y crear recuerdos duraderos.

Las amistades también juegan un papel crucial en el bienestar emocional. Los amigos ofrecen compañía, comprensión y consuelo, lo que puede ser especialmente importante en la vejez.

Mantener amistades duraderas y formar nuevas amistades a través de actividades sociales puede proporcionar un soporte emocional constante. Participar en clubs, grupos de interés o clases es una excelente manera de conocer a personas con intereses similares y expandir nuestro círculo social.

La participación en actividades comunitarias es otra forma de cultivar relaciones significativas. Involucrarse en eventos locales, organizaciones benéficas y actividades recreativas no solo nos mantiene activos, sino que también nos conecta con la comunidad.

El voluntariado es particularmente beneficioso, ya que permite ayudar a los demás mientras se desarrolla un sentido de propósito. Al contribuir con nuestro tiempo y habilidades, podemos sentirnos útiles y valorados, lo que mejora nuestro bienestar emocional.

Las interacciones sociales regulares ayudan a combatir la soledad y el aislamiento, factores que pueden tener un impacto negativo en la salud mental y física.

Las personas socialmente conectadas tienden a tener una mejor calidad de vida y una mayor longevidad. Además, las relaciones significativas pueden proporcionar una red de apoyo práctica, ofreciendo ayuda con tareas diarias y cuidados en caso de enfermedad.

El apoyo emocional que proviene de las relaciones significativas puede reducir el estrés y mejorar la salud mental. Sentirse escuchado y comprendido por los demás ayuda a procesar emociones difíciles y a encontrar soluciones a los problemas. La interacción social también fomenta la producción de hormonas como la oxitocina, que está asociada con el bienestar y la reducción del estrés.

Estar Dispuesto a Aprender y Adaptarse

La capacidad de aprender y adaptarse es crucial a medida que envejecemos. Estar abierto a nuevas experiencias y dispuesto a adaptarse a los cambios en nuestras circunstancias mejora nuestra resiliencia y bienestar. La flexibilidad y la disposición para abrazar lo nuevo nos permiten seguir creciendo y disfrutando de la vida a lo largo de los años.

A medida que envejecemos, enfrentamos una serie de cambios en nuestra salud, nuestras relaciones y nuestras responsabilidades. Adaptarse a estos cambios es esencial para mantener una actitud positiva y proactiva. En lugar de resistirnos a los cambios, podemos verlos como oportunidades para aprender y crecer. Esta perspectiva nos ayuda a manejar mejor las transiciones y a encontrar nuevas formas de disfrutar de la vida.

Aprender nuevas habilidades o adquirir conocimientos en diversas áreas puede mantener nuestra mente activa y fomentar la neuroplasticidad, la capacidad del cerebro para adaptarse y formar nuevas conexiones.

Tomar clases, leer sobre temas desconocidos, aprender a usar nuevas tecnologías o incluso desarrollar un nuevo pasatiempo puede ser extremadamente beneficioso. Estas actividades no solo estimulan el cerebro, sino que también pueden proporcionar un sentido de logro y satisfacción personal.

La disposición para adaptarse también nos permite manejar mejor los desafíos y las adversidades. La vida está llena de cambios inesperados, y nuestra capacidad para adaptarnos a estos cambios puede determinar cómo los enfrentamos.

Desarrollar una mentalidad flexible nos permite encontrar soluciones creativas a los problemas y nos ayuda a mantener una actitud resiliente frente a las dificultades.

Además, estar abierto a nuevas experiencias nos conecta con el mundo de maneras significativas. Participar en actividades comunitarias, viajar, conocer nuevas personas y explorar nuevos intereses nos ayuda a mantenernos socialmente conectados y emocionalmente satisfechos. Estas experiencias pueden enriquecer nuestra vida y proporcionarnos un sentido de propósito y aventura.

La adaptabilidad también implica aceptar y aprovechar las tecnologías y herramientas modernas. Aprender a usar dispositivos digitales y plataformas de comunicación puede ayudarnos a mantenernos conectados con amigos y familiares, acceder a información y participar en comunidades en línea. Estas habilidades son especialmente importantes en un mundo cada vez más digitalizado.

Transformar la Vejez en una Etapa Plena y Enriquecedora

Al adoptar ciertos enfoques, podemos convertir la vejez en una etapa de vida plena y enriquecedora. Aceptar el envejecimiento con positividad, utilizar la sabiduría de la experiencia, mantenerse mentalmente activo, cuidar del cuerpo y la mente, cultivar relaciones significativas y estar dispuesto a aprender y adaptarse nos permite vivir una vida activa y satisfactoria.

La sabiduría acumulada a lo largo de los años se traduce en bienestar y satisfacción personal, transformando la edad en una fuente de fortaleza y realización.

Aceptar el envejecimiento con positividad es fundamental para transformar esta etapa en una experiencia enriquecedora. Reconocer las oportunidades que trae consigo la vejez, en lugar de centrarse en los aspectos negativos, nos ayuda a mantener una actitud optimista. Este enfoque reduce el estrés y mejora la autoestima, permitiéndonos disfrutar de cada momento y encontrar nuevas formas de realización personal.

Utilizar la sabiduría de la experiencia es otra clave. Con los años, acumulamos una riqueza de conocimientos y vivencias que pueden ser de gran valor. Esta sabiduría puede guiarnos en la toma de decisiones informadas y en la mentoría de las generaciones más jóvenes. Compartir nuestras experiencias no solo fortalece los lazos intergeneracionales, sino que también nos proporciona un sentido de propósito y contribución.

Mantenerse mentalmente activo es esencial para el bienestar en la vejez. Involucrarse en actividades que estimulen el cerebro, como la lectura, los juegos de lógica, el aprendizaje de nuevas habilidades o idiomas, y la participación en debates y discusiones, puede mejorar la función cognitiva y reducir el riesgo de deterioro mental. La neuroplasticidad permite que el cerebro siga creciendo y desarrollándose intelectualmente, proporcionando beneficios significativos para la salud mental.

Cuidar del cuerpo y la mente es igualmente importante. Mantener una dieta equilibrada, hacer ejercicio regularmente y practicar técnicas de relajación, como la meditación y el yoga, contribuye a una salud física y mental óptima. Además, cuidar de nuestras emociones y mantener una actitud de gratitud y optimismo puede mejorar significativamente nuestra calidad de vida.

Cultivar relaciones significativas también es vital. Mantener conexiones sociales fuertes con familiares, amigos y la comunidad proporciona apoyo emocional y reduce la soledad. Participar en actividades sociales y voluntariados nos conecta con los demás y enriquece nuestra vida, creando un sentido de pertenencia y propósito.

Finalmente, estar dispuesto a aprender y adaptarse es crucial. La capacidad de adaptarse a los cambios y estar abierto a nuevas experiencias mejora nuestra resiliencia y bienestar. La flexibilidad y la disposición para abrazar lo nuevo nos permiten seguir creciendo y disfrutando de la vida a lo largo de los años.

Beneficios al Compartir tu Sabiduría con las Nuevas Generaciones

Compartir tu sabiduría con las nuevas generaciones ofrece numerosos beneficios tanto para los jóvenes como para aquellos que transmiten sus conocimientos y experiencias. Esta práctica no solo fortalece los lazos intergeneracionales, sino que también contribuye al bienestar emocional y mental de los mayores, mientras enriquece la vida de los más jóvenes con valiosas lecciones de vida.

Fortalece los Lazos Intergeneracionales

Al compartir tu sabiduría, fortaleces los lazos entre generaciones, creando una conexión que va más allá de las diferencias de edad y experiencia. Este intercambio de conocimientos y experiencias fomenta una comprensión mutua y un respeto que beneficia a ambas partes.

Los jóvenes aprenden a valorar la experiencia y el conocimiento de sus mayores, mientras que los mayores se sienten apreciados y útiles. Este proceso es fundamental para la cohesión familiar y comunitaria, ya que promueve un entorno de apoyo y colaboración.

La transmisión de sabiduría de una generación a otra ayuda a cerrar la brecha generacional. Los jóvenes, al escuchar las historias y los consejos de los mayores, obtienen una perspectiva más amplia de la vida.

Aprenden a apreciar los desafíos que otros han enfrentado y las lecciones que han aprendido a lo largo del tiempo. Este conocimiento les proporciona una base sólida para tomar decisiones informadas y enfrentar sus propios desafíos con mayor confianza y comprensión.

Para los mayores, compartir sus experiencias y conocimientos les da un sentido renovado de propósito y valor. Saber que sus historias y lecciones están ayudando a guiar y formar a las nuevas generaciones es profundamente gratificante.

Esto no solo mejora su autoestima, sino que también les proporciona un sentido de continuidad y legado. Se sienten más conectados con sus familias y comunidades, sabiendo que están dejando una huella positiva en las vidas de los demás.

Este intercambio también promueve el respeto mutuo. Los jóvenes aprenden a reconocer y valorar las contribuciones de los mayores, lo que a su vez fortalece el respeto y la consideración hacia ellos.

Los mayores, al ver la receptividad y el interés de los jóvenes, sienten que sus experiencias son valiosas y significativas.

Esta reciprocidad fortalece los vínculos familiares y comunitarios, creando un ambiente en el que todos se sienten valorados y apoyados.

Además, la cohesión familiar se ve significativamente fortalecida cuando las generaciones colaboran y se apoyan mutuamente. Las familias que valoran y fomentan el intercambio de conocimientos y experiencias tienden a ser más unidas y resilientes. Este entorno de apoyo mutuo es crucial para el bienestar emocional y social de todos los miembros de la familia.

En un contexto comunitario, compartir sabiduría entre generaciones fomenta una cultura de aprendizaje y respeto. Las comunidades que valoran la experiencia de sus miembros mayores son más cohesivas y fuertes. Este intercambio de conocimientos ayuda a preservar las tradiciones y valores culturales, asegurando que se transmitan a las futuras generaciones.

Proporciona un Sentido de Propósito

Transmitir tus conocimientos y experiencias proporciona un profundo sentido de propósito. Saber que tus lecciones y consejos pueden ayudar a guiar a alguien más en su camino de vida es extremadamente gratificante.

Este sentido de contribución y utilidad puede mejorar significativamente la autoestima y el bienestar emocional, proporcionando una motivación continua para mantenerse activo y comprometido.

Cuando compartimos nuestras experiencias y sabiduría, nos sentimos útiles y valorados. Este acto de transmisión de conocimiento no solo beneficia a quienes lo reciben, sino que también enriquece a quienes lo comparten.

La sensación de saber que nuestras vivencias pueden servir de guía y apoyo a otros otorga un propósito renovado a nuestras vidas. Esta contribución activa a la vida de los demás nos da una razón para levantarnos cada mañana con entusiasmo y energía.

El sentido de propósito es esencial para la salud mental y emocional. Sentirse útil y necesario proporciona una satisfacción profunda que mejora el bienestar general. Cuando vemos el impacto positivo que nuestras palabras y acciones pueden tener en las vidas de los demás, nuestra autoestima se fortalece.

Nos damos cuenta de que nuestras experiencias y conocimientos tienen un valor real y significativo, lo que nos hace sentir más seguros y orgullosos de nosotros mismos.

Este sentido de contribución también nos motiva a seguir aprendiendo y creciendo. La interacción con las generaciones más jóvenes nos expone a nuevas ideas y perspectivas, lo que puede revitalizar nuestra propia visión del mundo. Además, nos mantiene mentalmente activos y comprometidos con la vida, evitando la apatía y el aislamiento que a veces pueden acompañar a la vejez.

Enseñar y Mentorizar

El acto de enseñar y mentorizar fomenta la conexión social, que es vital para el bienestar emocional. Las relaciones que se desarrollan a través de este intercambio de conocimientos son enriquecedoras y satisfactorias. Estas interacciones proporcionan un sentido de comunidad y pertenencia, que es esencial para una vida plena y equilibrada.

Además, compartir conocimientos y experiencias puede ayudar a perpetuar un legado personal y familiar. Las historias y lecciones transmitidas a las generaciones futuras pueden convertirse en parte de la memoria colectiva de una familia o comunidad, preservando así la identidad y los valores culturales.

Enriquecimiento Mutuo

El intercambio de sabiduría no es unidireccional; también enriquece a quien comparte. Al interactuar con jóvenes, los mayores pueden aprender sobre nuevas tendencias, tecnologías y perspectivas frescas.

Esta interacción mantiene a los mayores mentalmente activos y adaptados a un mundo en constante cambio. La curiosidad y el aprendizaje mutuo fomentan una mentalidad abierta y flexible.

El contacto con las generaciones más jóvenes introduce a los mayores a ideas y prácticas contemporáneas que de otro modo podrían desconocer. Por ejemplo, aprender sobre las últimas tecnologías y cómo usarlas no solo es útil en la vida diaria, sino que también puede abrir nuevas formas de comunicación y entretenimiento.

La familiaridad con las redes sociales, aplicaciones móviles y otras herramientas digitales permite a los mayores mantenerse conectados con amigos y familiares, independientemente de la distancia.

Además, los jóvenes a menudo tienen perspectivas frescas y diferentes sobre temas actuales y futuros. Interactuar con ellos puede desafiar a los mayores a reconsiderar sus propias creencias y opiniones, promoviendo así el crecimiento personal y la adaptación.

Esta apertura a nuevas ideas y enfoques fomenta una mentalidad flexible y receptiva, que es crucial para mantener la relevancia y la participación activa en la sociedad.

El aprendizaje mutuo también tiene beneficios emocionales significativos. La interacción regular con los jóvenes puede revitalizar el espíritu de los mayores, dándoles energía y entusiasmo renovado.

Sentirse parte de la evolución y el cambio continuo en el mundo moderno proporciona un sentido de pertenencia y propósito. Esta conexión intergeneracional puede disminuir la sensación de aislamiento y soledad que a menudo se experimenta en la vejez.

El enriquecimiento mutuo también se extiende a la adquisición de nuevas habilidades y conocimientos. Participar en proyectos conjuntos, como actividades comunitarias o emprendimientos creativos, permite a los mayores y a los jóvenes aprender unos de otros.

Los mayores pueden compartir su experiencia y habilidades prácticas, mientras que los jóvenes pueden aportar innovación y técnicas modernas. Esta colaboración puede resultar en logros significativos y en el fortalecimiento de los lazos sociales.

Fomentar una mentalidad abierta y flexible es otro beneficio clave del intercambio intergeneracional.

La disposición para aprender de los demás y adaptarse a nuevas circunstancias fortalece la resiliencia y la capacidad de enfrentar desafíos.

Esta mentalidad flexible no solo es beneficiosa para la salud mental, sino que también mejora la calidad de vida al permitir a las personas disfrutar de una amplia gama de experiencias y oportunidades.

Prevención del Deterioro Cognitivo

Ejercicio Mental a Través de la Narración

Compartir historias, lecciones y consejos es una forma efectiva de ejercitar la memoria y la función cognitiva. Cuando recordamos y relatamos experiencias pasadas, estamos realizando un ejercicio mental complejo que beneficia nuestro cerebro de varias maneras.

Este proceso no solo nos conecta con los demás, sino que también ayuda a mantener nuestras habilidades cognitivas y previene el deterioro mental, lo cual es crucial para mantener la agudeza mental en la vejez.

Estimulación Cognitiva

Recordar eventos pasados y estructurar una narrativa activa diferentes áreas del cerebro, incluyendo aquellas responsables de la memoria, el lenguaje y la función ejecutiva.

Al buscar y organizar recuerdos, estamos fortaleciendo las conexiones neuronales y promoviendo la neuroplasticidad, la capacidad del cerebro para adaptarse y cambiar. Esta estimulación constante es esencial para mantener la memoria y otras funciones cognitivas en buen estado.

Mejora de la Comunicación

Relatar experiencias también implica habilidades de comunicación complejas, como la organización de ideas y la elección adecuada de palabras. Al compartir nuestras historias, estamos practicando y mejorando estas habilidades, lo que contribuye a una mejor función cognitiva.

Además, la interacción social que acompaña a la narración proporciona un entorno enriquecedor que estimula el cerebro y fomenta la actividad mental continua.

Prevención del Deterioro Cognitivo

La actividad mental constante, como la narración de historias, es crucial para prevenir el deterioro cognitivo. Estudios han demostrado que el compromiso en actividades cognitivamente estimulantes puede reducir el riesgo de enfermedades neurodegenerativas como el Alzheimer.

Mantener la mente activa y comprometida a través de la narración ayuda a preservar las habilidades cognitivas y a mantener la agudeza mental a medida que envejecemos.

Participar en la narración de historias implica recordar, organizar y relatar eventos pasados, lo que activa múltiples áreas del cerebro.

Este proceso fortalece las conexiones neuronales y promueve la neuroplasticidad, la capacidad del cerebro para adaptarse y formar nuevas conexiones. La neuroplasticidad es esencial para mantener la memoria y otras funciones cognitivas a lo largo del tiempo.

Evidencia Científica

Investigaciones científicas respaldan la idea de que las actividades cognitivamente estimulantes pueden tener un efecto protector contra el deterioro cognitivo.

Estudios han encontrado que las personas que se involucran regularmente en tareas mentales desafiantes tienen menos probabilidades de desarrollar Alzheimer y otras formas de demencia. Estas actividades incluyen leer, resolver rompecabezas, aprender nuevas habilidades y, por supuesto, narrar historias.

Mantener la Mente Activa

La narración de historias es una forma particularmente efectiva de mantener la mente activa. Al contar nuestras experiencias, estamos ejercitando la memoria, la atención y las habilidades de comunicación.

Este ejercicio mental continuo es fundamental para preservar las habilidades cognitivas y mantener la agudeza mental a medida que envejecemos. Además, la narración requiere reflexión y análisis, lo que estimula aún más el cerebro.

Beneficios Emocionales

Compartir historias y lecciones no solo beneficia el cerebro, sino que también tiene un impacto positivo en el bienestar emocional. Sentirse escuchado y valorado al contar nuestras experiencias genera un sentido de conexión y propósito, lo que puede mejorar el estado de ánimo y reducir el estrés.

Este bienestar emocional contribuye a una mejor salud general y a una vida más plena y satisfactoria.

Cuando contamos historias de nuestras vidas, nuestro cerebro se ve obligado a acceder y organizar recuerdos almacenados. Este proceso de recuperación de información fortalece las conexiones neuronales, lo que es esencial para mantener la memoria y otras funciones cognitivas.

Además, relatar experiencias implica el uso de habilidades de comunicación complejas, como la estructuración de narrativas y la elección de palabras adecuadas, lo que también estimula el cerebro.

El acto de compartir lecciones y consejos no solo beneficia a quienes los reciben, sino que también proporciona un ejercicio mental valioso para quienes los comparten. Explicar conceptos, ofrecer soluciones y transmitir conocimientos requiere una reflexión profunda y una articulación clara.

Este proceso de enseñanza activa varias áreas del cerebro, promoviendo la neuroplasticidad y manteniendo las capacidades mentales en buen estado.

Participar en discusiones y debates con jóvenes o con otros mayores también contribuye a la prevención del deterioro cognitivo. Estas interacciones sociales y cognitivas exigen que los mayores piensen críticamente, respondan a preguntas y defiendan sus puntos de vista.

Este tipo de actividad mental desafiante es vital para mantener la agudeza mental y prevenir enfermedades neurodegenerativas como el Alzheimer.

La socialización regular, que a menudo acompaña a la transmisión de sabiduría, también juega un papel crucial en la salud cognitiva. La interacción social estimula el cerebro y reduce el riesgo de aislamiento, un factor que puede contribuir al deterioro cognitivo. Mantener relaciones sociales significativas y activas proporciona un entorno enriquecedor que fomenta la actividad mental continua.

Además, el intercambio de historias y conocimientos puede inspirar a los mayores a seguir aprendiendo y explorando nuevos temas.

La curiosidad y el deseo de aprender son factores importantes para la salud cognitiva. Participar en actividades de aprendizaje continuo, como clases, talleres o lecturas, mantiene el cerebro activo y comprometido, lo que es esencial para prevenir el deterioro cognitivo.

La prevención del deterioro cognitivo también se beneficia del bienestar emocional. Compartir historias y lecciones a menudo genera sentimientos de conexión y propósito, lo que puede mejorar el estado de ánimo y reducir el estrés.

Un bienestar emocional positivo tiene un impacto directo en la salud cerebral, contribuyendo a la longevidad y a una mejor calidad de vida.

Transmisión de Valores y Cultura

A través del intercambio de sabiduría, los mayores tienen la oportunidad de transmitir valores, tradiciones y aspectos culturales importantes. Este legado cultural y moral es fundamental para ayudar a los jóvenes a construir una identidad sólida y un sentido de pertenencia.

Las historias y enseñanzas compartidas pueden inculcar principios éticos y morales que guiarán a los jóvenes a lo largo de sus vidas.

La transmisión de valores y cultura es una forma poderosa de conectar el pasado con el presente y el futuro. Al compartir sus experiencias y conocimientos, los mayores pasan a ser los custodios de la historia familiar y comunitaria.

Este intercambio de sabiduría no solo preserva tradiciones, sino que también proporciona un marco moral y ético que los jóvenes pueden usar como guía en sus propias vidas.

Las historias familiares y las enseñanzas transmitidas de generación en generación ayudan a los jóvenes a entender de dónde vienen y qué es lo que se espera de ellos. Este sentido de continuidad y pertenencia fortalece la autoestima y la identidad personal. Saber que forman parte de una historia más grande les da un sentido de propósito y dirección.

Además, al compartir principios éticos y morales, los mayores ayudan a formar el carácter de los jóvenes. Las lecciones sobre integridad, responsabilidad, respeto y compasión pueden tener un impacto duradero en cómo los jóvenes se comportan y toman decisiones en sus vidas.

Estas enseñanzas no solo benefician a los individuos, sino que también contribuyen a construir comunidades más fuertes y cohesionadas.

La transmisión de valores y cultura también fomenta el respeto y la admiración por las generaciones mayores. Los jóvenes aprenden a valorar la sabiduría y la experiencia de sus mayores, lo que fortalece los lazos familiares y comunitarios.

Este intercambio bidireccional enriquece tanto a quienes enseñan como a quienes aprenden, creando un ciclo de aprendizaje y crecimiento continuo.

Fomenta la Resiliencia en los Jóvenes

Las experiencias y lecciones compartidas por los mayores pueden preparar a los jóvenes para enfrentar desafíos y adversidades. Aprender sobre cómo otros han superado obstáculos y manejado situaciones difíciles les proporciona herramientas y estrategias valiosas para desarrollar su propia resiliencia.

Este intercambio de sabiduría les ayuda a afrontar sus problemas con una perspectiva más amplia y con mayor confianza.

Cuando los jóvenes escuchan historias de superación y perseverancia, adquieren una visión realista de la vida, entendiendo que las dificultades son parte del camino y que pueden ser superadas.

Las narraciones sobre cómo otros han manejado el fracaso, la pérdida o los contratiempos les enseñan que la adversidad puede ser una oportunidad para el crecimiento y el aprendizaje. Este conocimiento les infunde la confianza necesaria para enfrentar sus propios desafíos con determinación y optimismo.

Además, las estrategias y soluciones prácticas compartidas por los mayores sirven como guías para los jóvenes. Saber que otros han pasado por situaciones similares y han encontrado formas efectivas de superarlas proporciona un modelo a seguir. Esta orientación práctica es crucial para que los jóvenes desarrollen habilidades de resolución de problemas y toma de decisiones.

El compartir de estas experiencias también fortalece el sentido de comunidad y apoyo. Los jóvenes se sienten respaldados y comprendidos, sabiendo que no están solos en sus luchas.

Esta sensación de apoyo y pertenencia es fundamental para desarrollar una mentalidad resiliente, ya que les da la seguridad emocional para enfrentar y superar las adversidades.

Mejora del Bienestar Emocional

El acto de compartir sabiduría y experiencias puede tener un impacto positivo en el bienestar emocional de los mayores. Sentirse escuchado y valorado proporciona una satisfacción profunda y una conexión emocional con los demás. Esta interacción social y emocional reduce la sensación de aislamiento y soledad, que son comunes en la vejez, y promueve una vida más plena y feliz.

Cuando los mayores comparten sus historias y conocimientos, sienten que sus vidas tienen un propósito y un valor continuado. Esta sensación de utilidad y relevancia puede mejorar significativamente su autoestima y autoimagen. Saber que sus experiencias pueden guiar y beneficiar a otros les proporciona una satisfacción emocional duradera.

La interacción social que acompaña al acto de compartir es crucial para el bienestar emocional. Participar en conversaciones significativas y recibir reconocimiento y aprecio por su sabiduría crea un fuerte sentido de pertenencia.

Esta conexión emocional con los demás es esencial para combatir la soledad y el aislamiento, que son factores de riesgo para la depresión y otros problemas de salud mental en la vejez.

Además, estas interacciones fomentan el apoyo emocional mutuo. Los mayores no solo ofrecen sus conocimientos, sino que también reciben comprensión y compañía, lo que enriquece sus relaciones y fortalece su red de apoyo social. Este intercambio bidireccional es vital para una salud emocional equilibrada y satisfactoria.

La mejora del bienestar emocional también se traduce en beneficios físicos. Una mente tranquila y feliz puede contribuir a un mejor sueño, un sistema inmunológico más fuerte y una mayor energía y vitalidad. En resumen, compartir sabiduría y experiencias mejora el bienestar emocional de los mayores, proporcionando satisfacción, conexión emocional y reduciendo la soledad, lo que promueve una vida más plena y feliz.

Compartir tu sabiduría con las nuevas generaciones ofrece múltiples beneficios, desde fortalecer los lazos intergeneracionales y proporcionar un sentido de propósito, hasta enriquecer mutuamente y prevenir el deterioro cognitivo. Además, transmite valores y cultura, fomenta la resiliencia en los jóvenes y mejora el bienestar emocional de los mayores.

Esta práctica enriquece tanto a quienes comparten como a quienes reciben, creando una sociedad más cohesionada y solidaria.

El Papel del Mentoring y la Enseñanza en la Tercera Edad

El mentoring y la enseñanza desempeñan un papel crucial en la etapa de la tercera edad, proporcionando a los mayores una oportunidad valiosa para compartir su conocimiento y experiencia acumulados.

Este intercambio no solo beneficia a los receptores del conocimiento, generalmente jóvenes o personas con menos experiencia, sino que también enriquece la vida de los mentores.

Para los mayores, actuar como mentores les da un sentido de propósito y utilidad. Compartir su sabiduría y guiar a otros les proporciona una satisfacción profunda, sabiendo que están haciendo una contribución significativa.

Este sentido de propósito es fundamental para el bienestar emocional, ya que mejora la autoestima y proporciona un motivo para mantenerse activo y comprometido.

El proceso de enseñanza y mentoring también fomenta la actividad mental. Al preparar lecciones, responder preguntas y ofrecer consejos, los mayores ejercitan su memoria y habilidades cognitivas. Esta actividad mental constante ayuda a prevenir el deterioro cognitivo y mantiene la mente ágil y activa.

Desde la perspectiva de los receptores, el mentoring proporciona valiosas lecciones de vida y orientación práctica.

Los jóvenes pueden aprender de los errores y éxitos de sus mentores, adquiriendo conocimientos que no se encuentran en los libros. Esta relación intergeneracional fortalece los lazos sociales y fomenta una comunidad más cohesiva y comprensiva.

El mentoring y la enseñanza también promueven el aprendizaje continuo. Los mentores, al interactuar con los jóvenes, se mantienen al día con nuevas tendencias y tecnologías, lo que puede revitalizar su propia perspectiva y mantenerlos actualizados.

Valorando y Disfrutando Cada Momento de Nuestra Vida

Valorar y disfrutar cada momento de nuestra vida es fundamental para llevar una existencia plena y satisfactoria. Este enfoque positivo hacia la vida implica apreciar tanto las pequeñas alegrías cotidianas como los grandes logros, reconociendo el valor intrínseco de cada experiencia.

Practicar la gratitud es una manera efectiva de valorar cada momento. Al enfocarnos en lo que tenemos y en las experiencias positivas, cultivamos una actitud de aprecio que puede transformar nuestra perspectiva de vida.

La gratitud nos ayuda a centrarnos en el presente y a disfrutar de las pequeñas cosas que a menudo pasamos por alto, como una conversación significativa, una comida deliciosa o un hermoso atardecer.

Disfrutar cada momento también significa vivir conscientemente. Esto implica estar plenamente presente en nuestras actividades diarias y en nuestras interacciones con los demás.

La atención plena, o mindfulness, nos permite experimentar la vida con mayor intensidad y satisfacción, ya que nos ayuda a conectar profundamente con el aquí y el ahora.

Aprovechar al máximo cada día implica también ser proactivos en la búsqueda de experiencias que nos aporten alegría y satisfacción.

Esto puede incluir perseguir hobbies y pasatiempos, explorar nuevas oportunidades de aprendizaje, viajar o simplemente pasar tiempo de calidad con amigos y familiares. Al hacer un esfuerzo consciente por incorporar actividades placenteras en nuestra rutina, aumentamos nuestro bienestar general.

Además, valorar cada momento nos ayuda a desarrollar una mayor resiliencia frente a las adversidades. Al adoptar una perspectiva positiva y agradecida, estamos mejor equipados para manejar los desafíos y encontrar el lado positivo en situaciones difíciles.

Esta actitud nos permite no solo enfrentar los problemas con mayor fortaleza, sino también crecer y aprender de ellos.

Capítulo 9:
El Viaje hacia una Longevidad Saludable y Feliz

En este capítulo, exploramos el concepto de longevidad saludable y feliz, entendiendo que vivir muchos años no es suficiente si no se acompaña de calidad de vida. La longevidad saludable implica mantener un estado de bienestar físico, mental y emocional a lo largo de los años, mientras que la felicidad proviene de una vida llena de propósito, satisfacción y conexiones significativas.

Mantener el Bienestar Físico

El bienestar físico es un pilar fundamental para una longevidad saludable. Mantener una dieta equilibrada es esencial. Consumir alimentos ricos en nutrientes, como frutas, verduras, granos enteros, proteínas magras y grasas saludables, apoya la salud general y previene enfermedades crónicas.

Evitar alimentos procesados y altos en azúcares añadidos y grasas saturadas es crucial para mantener un peso saludable y reducir el riesgo de problemas de salud como la diabetes, la hipertensión y las enfermedades cardíacas.

La actividad física regular es igualmente crucial. Ejercicios como caminar, nadar, practicar yoga y realizar entrenamientos de fuerza ayudan a mantener la movilidad, la fuerza muscular y la salud cardiovascular.

El ejercicio regular también mejora la flexibilidad y el equilibrio, reduciendo el riesgo de caídas y lesiones. Además, la actividad física libera endorfinas, las cuales mejoran el estado de ánimo y promueven un bienestar emocional positivo.

Realizar chequeos médicos regulares es importante para detectar y tratar cualquier problema de salud a tiempo. Las visitas preventivas al médico, incluidas las pruebas de detección y las vacunaciones, permiten identificar y gestionar condiciones de salud antes de que se conviertan en problemas graves.

Mantenerse al día con los exámenes de salud recomendados, como mamografías, colonoscopias y pruebas de colesterol, es esencial para la prevención y el tratamiento temprano de enfermedades.

Fomentar la Salud Mental

La salud mental es otro componente esencial de la longevidad saludable. Mantener la mente activa a través de diversas actividades es crucial para prevenir el deterioro cognitivo y mejorar el bienestar emocional.

Leer regularmente no solo amplía el conocimiento, sino que también estimula el cerebro y mejora la concentración y la memoria. Los juegos de lógica, como los rompecabezas y el ajedrez, desafían la mente y fortalecen las conexiones neuronales, ayudando a mantener la agudeza mental.

El aprendizaje de nuevas habilidades, como tocar un instrumento musical, aprender un idioma o adquirir una nueva habilidad técnica, también es fundamental. Estas actividades no solo proporcionan un sentido de logro, sino que también mantienen la mente flexible y adaptable.

La participación en actividades sociales, como clubes, grupos de voluntariado o clases comunitarias, fomenta la interacción y el intercambio de ideas, lo cual es vital para la salud mental y emocional.

Además, la práctica de técnicas de relajación, como la meditación, puede reducir el estrés y promover una sensación de calma y equilibrio.

La meditación ayuda a enfocar la mente y reducir la ansiedad, mientras que el mindfulness promueve la conciencia plena del momento presente, mejorando la capacidad de manejar el estrés y las emociones negativas.

Estas prácticas no solo mejoran el bienestar emocional, sino que también tienen efectos positivos en la salud física, como la reducción de la presión arterial y la mejora del sistema inmunológico.

Al integrar estas actividades en la rutina diaria, es posible fomentar una salud mental robusta que contribuye significativamente a una vida larga, saludable y plena.

Cultivar Relaciones Significativas

Las relaciones significativas son vitales para una vida larga y feliz. Conectar regularmente con amigos, familiares y la comunidad proporciona un sentido de pertenencia y apoyo emocional esencial para el bienestar.

Las relaciones cercanas actúan como un sistema de soporte en tiempos de necesidad, ofreciendo consuelo, consejo y compañía. Este apoyo emocional es crucial para mantener una perspectiva positiva y una mayor resiliencia frente a los desafíos de la vida.

Participar en actividades sociales, voluntariados y grupos de interés ayuda a fortalecer estos vínculos y a crear un entorno de apoyo mutuo. Las actividades compartidas, como clubs de lectura, deportes en equipo o proyectos comunitarios, fomentan la interacción y el intercambio de experiencias.

Estas actividades no solo enriquecen nuestra vida social, sino que también ofrecen oportunidades para aprender nuevas habilidades y desarrollar intereses comunes.

Las interacciones sociales no solo mejoran la salud mental, sino que también tienen beneficios físicos. Estudios han demostrado que las personas con redes sociales fuertes tienen un menor riesgo de desarrollar enfermedades relacionadas con el aislamiento y la soledad, como la depresión, la ansiedad y las enfermedades cardiovasculares.

Las relaciones significativas contribuyen a una mejor salud inmunológica y a una mayor longevidad.

Además, la conexión social activa la producción de hormonas como la oxitocina, que promueven sentimientos de felicidad y reducen el estrés. La participación regular en actividades sociales también puede mejorar la función cognitiva al mantener la mente activa y comprometida.

Encontrar Propósito y Satisfacción

Tener un sentido de propósito es fundamental para una longevidad feliz. Este propósito puede derivarse de diversas fuentes, como el trabajo, el voluntariado, los hobbies, el cuidado de otros y la participación en la comunidad.

Un propósito claro motiva y da dirección a la vida diaria, proporcionando una razón para levantarse cada mañana con energía y entusiasmo.

El trabajo y el voluntariado ofrecen oportunidades para contribuir a algo más grande que uno mismo, lo que proporciona un profundo sentido de satisfacción y utilidad.

Ayudar a los demás a través del voluntariado no solo beneficia a la comunidad, sino que también enriquece la vida del voluntario, brindándole un sentido de propósito y conexión.

Los hobbies y las actividades recreativas son igualmente importantes. Dedicar tiempo a actividades que nos apasionan, como la jardinería, la pintura, la música o el deporte, no solo proporciona placer y relajación, sino que también puede ser una fuente significativa de logro y satisfacción personal.

Estos hobbies nos permiten expresarnos y desarrollar nuestras habilidades, lo que contribuye a nuestra autoestima y felicidad general.

Cuidar de otros, ya sean familiares, amigos o incluso mascotas, también puede proporcionar un sentido de propósito. Las relaciones de cuidado fomentan la conexión emocional y el sentido de responsabilidad, ambos esenciales para el bienestar emocional.

La participación en la comunidad, a través de eventos sociales, grupos de interés o actividades religiosas, fortalece los lazos sociales y crea un sentido de pertenencia. Sentirse parte de una comunidad nos da apoyo emocional y un sentido de identidad compartida.

Por consiguiente, encontrar propósito y satisfacción es crucial para una longevidad feliz. Tener un propósito claro motiva y da dirección a la vida diaria, proporcionando una razón para levantarse cada mañana con energía y entusiasmo.

La satisfacción personal y el sentido de logro derivados de perseguir metas y sueños también contribuyen significativamente a la felicidad, promoviendo una vida activa, plena y significativa.

Adaptabilidad y Resiliencia

La capacidad de adaptarse a los cambios y superar las adversidades es crucial para mantener una longevidad saludable y feliz. La resiliencia, o la capacidad de recuperarse de los contratiempos, permite enfrentar los desafíos con una actitud positiva y proactiva.

Desarrollar habilidades de afrontamiento y mantener una mentalidad abierta y flexible son esenciales para navegar por las inevitables transiciones de la vida con gracia y fortaleza.

La vida está llena de cambios, algunos esperados y otros imprevistos. La adaptabilidad nos permite ajustar nuestras perspectivas y acciones frente a nuevas circunstancias, asegurando que podamos continuar avanzando sin importar los obstáculos. Esta flexibilidad mental y emocional es vital para evitar el estrés y la ansiedad que a menudo acompañan a las transiciones.

La resiliencia es una cualidad que se fortalece a lo largo del tiempo, mediante la experiencia y la práctica consciente. Enfrentar y superar dificultades nos enseña a ser más fuertes y más preparados para futuros desafíos. Las personas resilientes no solo soportan las adversidades, sino que también crecen y aprenden de ellas, convirtiendo los problemas en oportunidades para el desarrollo personal.

Desarrollar habilidades de afrontamiento efectivas, como la resolución de problemas, la gestión del estrés y la búsqueda de apoyo social, es fundamental para mantener una actitud resiliente. Estas habilidades nos permiten manejar las situaciones difíciles de manera constructiva, minimizando el impacto negativo en nuestra salud mental y emocional.

Mantener una mentalidad abierta y flexible también implica estar dispuesto a aprender y a cambiar. Aceptar que el cambio es una parte inevitable de la vida y verlo como una oportunidad para el crecimiento personal puede transformar nuestra perspectiva y mejorar nuestra calidad de vida.

El Viaje Hacia una Longevidad Saludable y Feliz

El viaje hacia una longevidad saludable y feliz es un camino continuo que requiere un enfoque equilibrado en el bienestar físico, mental y emocional. Mantener una vida activa y saludable es fundamental; esto incluye una dieta equilibrada, ejercicio regular y cuidados médicos preventivos.

Estas prácticas no solo mejoran la salud física, sino que también tienen un impacto positivo en la salud mental y emocional.

Cultivar relaciones significativas es igualmente esencial. Las conexiones sociales con amigos, familiares y la comunidad proporcionan un sentido de pertenencia y apoyo emocional, elementos cruciales para la felicidad y la longevidad. Participar en actividades sociales y voluntariados fortalece estos vínculos, creando un entorno de apoyo mutuo que enriquece nuestras vidas.

Encontrar propósito es otro componente clave. Tener un sentido de propósito motiva y da dirección a la vida diaria, proporcionando una razón para levantarse cada mañana con energía y entusiasmo. Este propósito puede derivarse del trabajo, el voluntariado, los hobbies o el cuidado de otros.

La satisfacción personal y el sentido de logro que provienen de perseguir metas y sueños también contribuyen significativamente a la felicidad.

Desarrollar resiliencia es fundamental para enfrentar los desafíos de la vida con una actitud positiva y proactiva. La capacidad de adaptarse a los cambios y superar las adversidades permite mantener un bienestar integral a lo largo del tiempo.

La resiliencia nos ayuda a manejar el estrés y a ver las dificultades como oportunidades para el crecimiento personal.

Al integrar estos principios en nuestra vida diaria, podemos aspirar a no solo vivir más años, sino a vivirlos con alegría, satisfacción y bienestar integral.

Este enfoque holístico nos permite disfrutar de una vida larga y plena, llena de significado y propósito, y nos ayuda a enfrentar cada etapa de la vida con una perspectiva positiva y enriquecedora.

Planifica para una Vida Larga y Saludable

Planificar para una vida larga y saludable es esencial para garantizar no solo la longevidad, sino también la calidad de vida. La planificación implica tomar decisiones proactivas sobre nuestra salud física, mental y emocional, así como establecer hábitos y rutinas que apoyen nuestro bienestar general.

Mantener una dieta equilibrada es fundamental. Consumir una variedad de alimentos ricos en nutrientes, como frutas, verduras, granos enteros y proteínas magras, ayuda a mantener el cuerpo en óptimas condiciones y a prevenir enfermedades crónicas.

Además, limitar el consumo de azúcares añadidos, grasas saturadas y alimentos procesados es crucial para mantener una buena salud.

El ejercicio regular es igualmente importante. Incorporar actividades físicas como caminar, nadar, practicar yoga o realizar entrenamientos de fuerza en nuestra rutina diaria puede mejorar la salud cardiovascular, la movilidad y la fuerza muscular.

El ejercicio también libera endorfinas, que mejoran el estado de ánimo y reducen el estrés.

La salud mental no debe ser descuidada. Mantener la mente activa a través de la lectura, los juegos de lógica, el aprendizaje de nuevas habilidades y la participación en actividades sociales puede prevenir el deterioro cognitivo y mejorar el bienestar emocional.

Practicar técnicas de relajación, como la meditación, también es beneficiosa para reducir el estrés y promover una sensación de calma y equilibrio.

Además, es importante realizar chequeos médicos regulares y seguir las recomendaciones de los profesionales de la salud. La prevención y el tratamiento temprano de enfermedades pueden prolongar la vida y mejorar su calidad.

Ajusta tus Cambios Físicos y Emocionales

A medida que envejecemos, ajustar nuestros cambios físicos y emocionales es crucial para mantener una vida saludable y plena. Aceptar y adaptarse a estos cambios nos permite enfrentar el envejecimiento con una actitud positiva y proactiva.

Los cambios físicos pueden incluir disminución de la movilidad, pérdida de fuerza muscular y cambios en la salud general. Es importante ajustar nuestra rutina de ejercicio para adaptarse a estas nuevas realidades, enfocándonos en actividades que mejoren la flexibilidad, el equilibrio y la resistencia.

Ejercicios como el yoga, la natación y las caminatas son ideales para mantenernos activos sin sobrecargar nuestro cuerpo. Además, mantener una dieta equilibrada rica en nutrientes esenciales puede ayudar a mitigar algunos de los efectos del envejecimiento y a mantener nuestra energía y vitalidad.

Los cambios emocionales también son comunes a medida que envejecemos. Podemos experimentar sentimientos de soledad, ansiedad o incluso depresión. Es esencial reconocer estos cambios y buscar formas de manejarlos de manera efectiva. Mantener una red de apoyo social fuerte, ya sea a través de amigos, familiares o grupos comunitarios, puede proporcionar el apoyo emocional necesario.

Participar en actividades sociales y voluntariados puede ofrecer un sentido de propósito y conexión.

La práctica de técnicas de relajación, como la meditación, puede ayudar a manejar el estrés y promover un equilibrio emocional. Estas prácticas nos permiten estar presentes en el momento y aceptar nuestras emociones sin juicio.

El Rol del Apoyo Social y la Comunidad en Tu Vida

El apoyo social y la comunidad desempeñan un papel crucial en nuestra vida, especialmente a medida que envejecemos. Tener una red de apoyo sólida nos proporciona no solo asistencia práctica, sino también un sentido de pertenencia y conexión emocional, ambos esenciales para nuestro bienestar general.

Las relaciones con amigos, familiares y vecinos nos brindan compañía y apoyo emocional. Estas conexiones nos ayudan a enfrentar desafíos, como la pérdida de un ser querido, problemas de salud o cambios en nuestra vida diaria. Saber que contamos con personas que se preocupan por nosotros y que están dispuestas a ayudar en momentos difíciles reduce la sensación de soledad y aislamiento, factores que pueden afectar negativamente nuestra salud mental y física.

La participación en la comunidad, a través de actividades sociales, clubs, grupos de interés o voluntariado, fortalece estos vínculos y nos mantiene activos e involucrados. Estas interacciones sociales fomentan un sentido de propósito y nos ofrecen oportunidades para aprender, crecer y contribuir a nuestro entorno.

Además, el apoyo social mejora nuestra autoestima y bienestar emocional, proporcionando un entorno de cuidado y comprensión mutuos.

El apoyo social también tiene beneficios tangibles para la salud. Las personas con redes sociales fuertes tienden a tener mejores resultados de salud, incluyendo una menor incidencia de enfermedades crónicas y una recuperación más rápida de enfermedades y cirugías. La interacción social regular puede incluso mejorar la función cognitiva y prolongar la vida.

Celebrando Cada Etapa de la Vida con Gratitud

Al llegar al final de este libro, reflexionemos sobre la importancia de celebrar cada etapa de la vida con gratitud. Vivir con gratitud significa reconocer y apreciar las bendiciones y experiencias que nos han moldeado a lo largo de los años. Este enfoque no solo enriquece nuestra vida diaria, sino que también nos ayuda a enfrentar los desafíos con una perspectiva positiva y resiliente.

Cada etapa de la vida trae consigo sus propias alegrías, aprendizajes y desafíos. En la juventud, experimentamos la energía y la curiosidad del descubrimiento. La adultez nos ofrece la oportunidad de construir nuestras carreras, familias y comunidades.

La madurez y la vejez, a su vez, nos brindan la sabiduría y la perspectiva ganadas a través de años de experiencia. Celebrar cada una de estas etapas con gratitud implica reconocer el valor de nuestras vivencias y cómo nos han convertido en quienes somos hoy.

Practicar la gratitud puede transformarnos a nivel emocional y mental. Mantener un diario de gratitud, donde anotemos diariamente las cosas por las que estamos agradecidos, nos ayuda a enfocarnos en los aspectos positivos de nuestra vida.

Este simple acto puede mejorar nuestro estado de ánimo, reducir el estrés y aumentar nuestra satisfacción general.

Agradecer por nuestras experiencias, tanto buenas como malas, nos permite ver la vida desde una perspectiva de crecimiento y aprendizaje continuo. Las dificultades nos enseñan lecciones valiosas y nos fortalecen, mientras que los momentos felices nos llenan de alegría y satisfacción.

Apreciar ambos aspectos nos ayuda a mantener un equilibrio emocional y una visión más completa de nuestra existencia.

La gratitud también fortalece nuestras relaciones. Expresar agradecimiento a las personas que nos rodean refuerza los lazos emocionales y fomenta un entorno de amor y apoyo. Al valorar y agradecer las contribuciones de los demás, cultivamos una atmósfera de reciprocidad y aprecio mutuo.

Finalmente, celebrar cada etapa de la vida con gratitud nos prepara para el futuro. Al reconocer y apreciar lo que hemos vivido, nos sentimos más preparados y esperanzados para enfrentar lo que está por venir. Esta actitud positiva nos impulsa a vivir cada día con alegría y propósito, sabiendo que cada momento es una oportunidad para crecer y disfrutar.

En conclusión, celebrar cada etapa de la vida con gratitud es esencial para vivir una vida plena y satisfactoria. Apreciar nuestras experiencias, practicar la gratitud diaria y fortalecer nuestras relaciones a través del agradecimiento nos permite enfrentar la vida con una perspectiva positiva y resiliente.

Al hacerlo, no solo enriquecemos nuestra propia vida, sino que también inspiramos a quienes nos rodean a vivir con gratitud y alegría.

Conclusión

Al llegar al final de este viaje a través de "Longevidad en la Esperanza: Cómo Abrazar cada Etapa de la Vida con Esperanza y Optimismo", hemos explorado los múltiples aspectos que contribuyen a una vida larga, saludable y plena. Hemos aprendido que la longevidad no solo se mide en años, sino en la calidad de vida y el bienestar integral que experimentamos en cada etapa.

La longevidad saludable y feliz es un objetivo alcanzable cuando adoptamos un enfoque equilibrado que abarca el bienestar físico, mental y emocional. Mantener una vida activa y saludable, con una dieta equilibrada y ejercicio regular, es fundamental para preservar nuestra energía y vitalidad.

Fomentar la salud mental mediante la estimulación cognitiva, la participación social y la práctica de técnicas de relajación nos ayuda a mantener una mente ágil y resiliente.

El papel de las relaciones significativas y la comunidad es esencial. Las conexiones sociales nos proporcionan apoyo emocional y un sentido de pertenencia, fortaleciendo nuestra capacidad para enfrentar desafíos y celebrar los momentos de alegría. Encontrar propósito y satisfacción en nuestras actividades diarias, ya sea a través del trabajo, los hobbies, el voluntariado o el cuidado de otros, nos motiva y da dirección a nuestra vida.

La adaptabilidad y la resiliencia son cualidades indispensables para navegar las inevitables transiciones y adversidades de la vida con gracia y fortaleza. Aceptar los cambios y verlos como oportunidades de crecimiento nos permite mantener una actitud positiva y proactiva.

Al reflexionar sobre todo lo aprendido, es evidente que cada etapa de la vida tiene su propio valor y merece ser celebrada con gratitud. La práctica de la gratitud nos ayuda a reconocer y apreciar las bendiciones de nuestra vida, fomentando una perspectiva de crecimiento y satisfacción continua.

En resumen, vivir con esperanza y optimismo no solo nos prepara para una vida larga, sino también para una vida plena de significado y felicidad. Al integrar estos principios en nuestra vida diaria, no solo aspiramos a vivir más años, sino a vivir cada día con alegría, satisfacción y un bienestar integral.

Que este libro sirva como una guía y una inspiración para abrazar cada etapa de tu vida con esperanza, optimismo y gratitud, permitiéndote disfrutar de una longevidad llena de propósito y realización.

Lecturas Recomendadas

Para profundizar en los temas explorados en "Longevidad en la Esperanza: Cómo Abrazar Cada Etapa de la Vida con Esperanza y Optimismo", aquí tienes una selección de lecturas recomendadas que ofrecen perspectivas valiosas sobre la longevidad, el bienestar y el envejecimiento positivo.

1. "Por qué Retirarte si Aún eres Útil: Redescubriendo tu Valor en la Tercera Edad Por qué Jubilarte El Retiro por Edad." de Pedro Agüero Vallejo.

Al acercarnos a la edad de jubilación, muchos comienzan a cuestionarse su lugar y propósito en el mundo. ¿Es realmente el retiro el final de nuestra contribución? ¿O es simplemente un nuevo comienzo, una oportunidad para redescubrir, reinventar y redefinir nuestra utilidad y valor?

2. "Bienestar en la Vejez: Abordando Necesidades y Prioridades en la Tercera Edad. 7 Acciones Claves para la Longevidad Adulto Mayor y Envejeciente". De Pedro Agüero Vallejo.

La vejez, lejos de ser un declive inevitable, es una oportunidad para cultivar una vida plena, significativa y saludable. Sin embargo, para lograr esto, es crucial comprender y abordar las diversas dimensiones del bienestar en esta etapa de la vida. Desde la salud física y mental hasta el apoyo emocional y la seguridad financiera, las necesidades de los adultos mayores son diversas y complejas.

Estas lecturas te proporcionarán una mayor comprensión y herramientas prácticas para abrazar cada etapa de la vida con esperanza, optimismo y gratitud. Cada uno de estos libros ofrece valiosas perspectivas que pueden enriquecer tu viaje hacia una longevidad saludable y feliz.

OTRAS OBRAS DEL AUTOR

- Hábitos que Resaltan tu Personalidad

- 13 Hábitos de la gente Altamente Eficiente

- En busca de la Superación Personal

- Cómo y Porqué Aprender a Sublimar Tazas y Thermos

- Como Crear un Huerto para Cultivos en Casa

- The Habit of Listening

- Jóvenes con Propósitos en el Siglo 21

- Inspiración y Propósitos para Adolescentes

- Turismo de Salud y Bienestar

- Economías Naranja

- Cuándo Buscar Consejería Matrimonial

- La Inteligencia Artificial al Servicio de la Humanidad

- Terapia de Pareja Cognitivo-conductual (TCC)

- Construye tu Imagen de Marca como Autor

- Paz Interior Mediante Meditación

- El Poder de los Hábitos Cotidianos

- Pasos para hacer que sucedan cosas buenas

232

Gracias, para ayudarte en tus proyectos digitales, contáctanos: https://pedroaguerovallejo.com

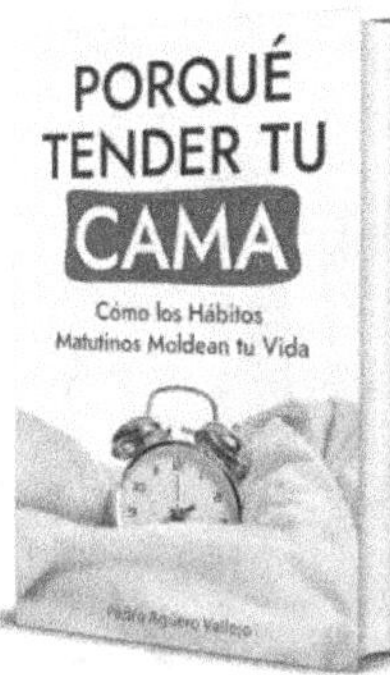
PORQUÉ
TENDER TU
CAMA
Cómo los Hábitos
Matutinos Moldean tu Vida
Pedro Agüero Vallejo

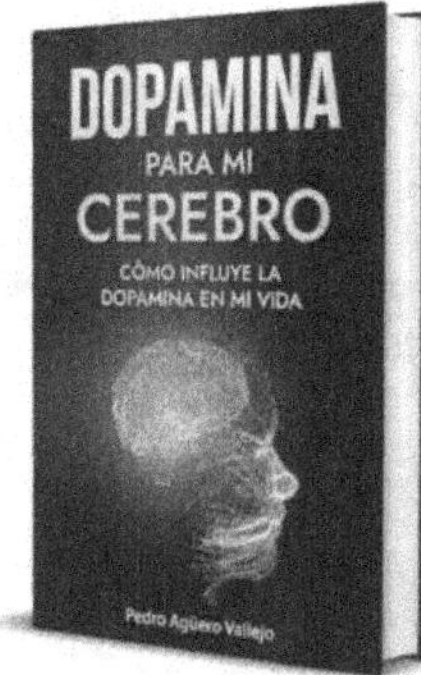
DOPAMINA
PARA MI
CEREBRO
CÓMO INFLUYE LA
DOPAMINA EN MI VIDA
Pedro Agüero Vallejo

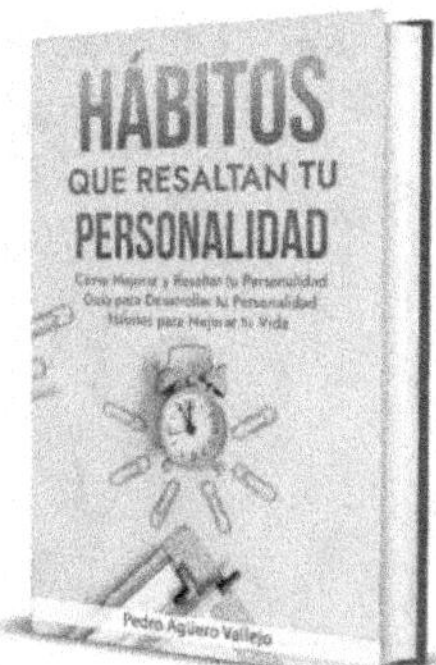
HÁBITOS
QUE RESALTAN TU
PERSONALIDAD
Cómo Mejorar y Resaltar tu Personalidad
Guía para Desarrollar tu Personalidad
Hábitos para Mejorar tu Vida
Pedro Agüero Vallejo

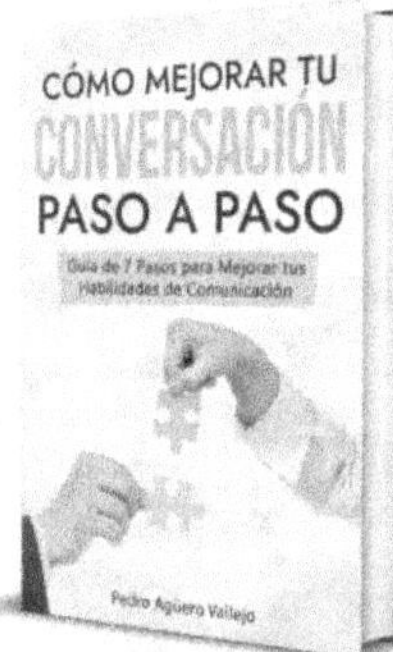
CÓMO MEJORAR TU
CONVERSACIÓN
PASO A PASO
Guía de 7 Pasos para Mejorar tus
Habilidades de Comunicación
Pedro Agüero Vallejo

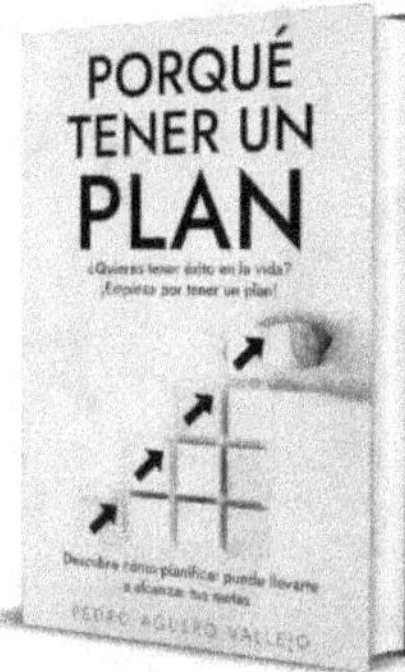
PORQUÉ
TENER UN
PLAN
¿Quieres tener éxito en la vida?
¡Empieza por tener un plan!
Descubre cómo planificar puede llevarte
a alcanzar tus metas
PEDRO AGÜERO VALLEJO

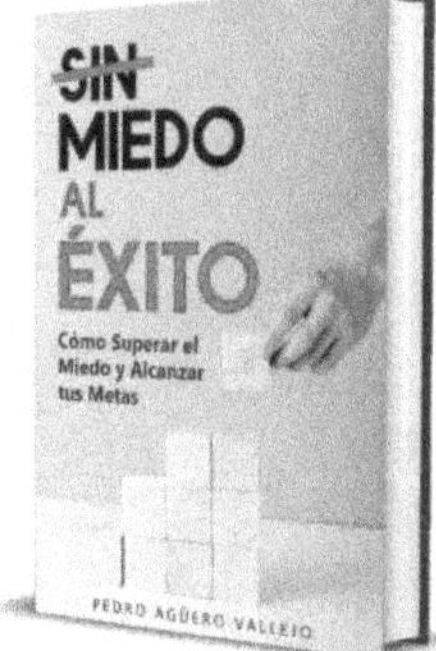
SIN
MIEDO
AL
ÉXITO
Cómo Superar el
Miedo y Alcanzar
tus Metas
PEDRO AGÜERO VALLEJO

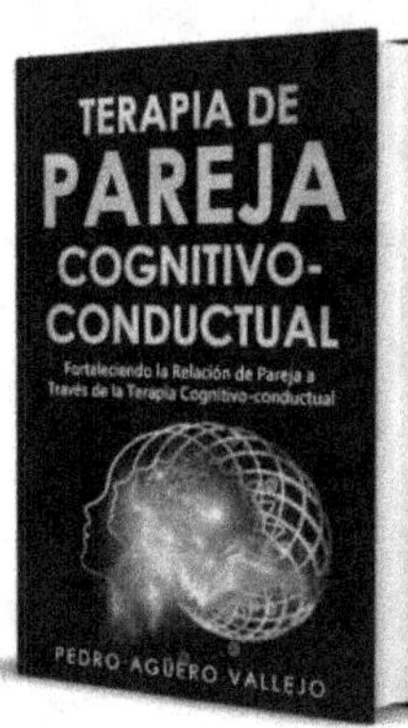
TERAPIA DE
PAREJA
COGNITIVO-
CONDUCTUAL
Fortaleciendo la Relación de Pareja a
Través de la Terapia Cognitivo-conductual
PEDRO AGÜERO VALLEJO

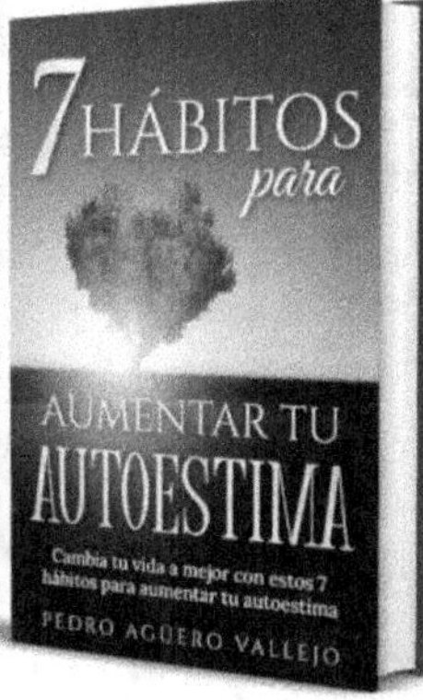
7 HÁBITOS
para
AUMENTAR TU
AUTOESTIMA
Cambia tu vida a mejor con estos 7
hábitos para aumentar tu autoestima
PEDRO AGÜERO VALLEJO

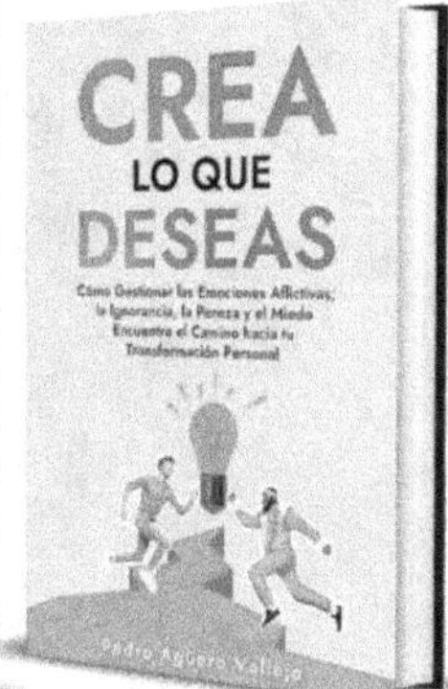
CREA
LO QUE
DESEAS
Cómo Gestionar las Emociones Aflictivas,
la Ignorancia, la Pereza y el Miedo
Encuentra el Camino hacia tu
Transformación Personal
Pedro Agüero Vallejo